临床口腔科疾病诊疗

LINCHUANG KOUQIANGKE JIBING ZHENLIAO

杨东东 等 主编

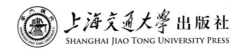

上海交通大学出版社
SHANGHAI JIAO TONG UNIVERSITY PRESS

内容提要

　　龋病、牙体硬组织非龋性疾病、牙髓病、根尖周病、牙龈病、牙周炎、复发性口腔溃疡、口腔黏膜理化性损害等口腔颌面部常见疾病在本书中皆涉及，每一疾病按病因、病理、临床表现、诊断与鉴别诊断、治疗的顺序叙述，强调了本书的临床价值及实用性，全书内容丰富，贴近临床实践。此外，本书又添加了口腔科常用检查技术、口腔保健2个章节，旨在辅助口腔科医师提升治疗水平，提高全民口腔卫生保健意识。

图书在版编目（CIP）数据

　　临床口腔科疾病诊疗 / 杨东东等主编. --上海 ：
上海交通大学出版社，2020.12
　　ISBN 978-7-313-24055-2

　　Ⅰ．①临…　Ⅱ．①杨…　Ⅲ．①口腔疾病－诊疗　Ⅳ.
①R78

　　中国版本图书馆CIP数据核字（2020）第226144号

临床口腔科疾病诊疗

LINCHUANG KOUQIANGKE JIBING ZHENLIAO

主　　编：杨东东　等

出版发行：上海交通大学出版社　　　　　　地　　址：上海市番禺路951号

邮政编码：200030　　　　　　　　　　　　电　　话：021-64071208

印　　制：广东虎彩云印刷有限公司

开　　本：710mm×1000mm 1/16　　　　　经　　销：全国新华书店

字　　数：216千字　　　　　　　　　　　　印　　张：12.25

版　　次：2023年1月第1版　　　　　　　　插　　页：2

书　　号：ISBN 978-7-313-24055-2　　　　印　　次：2023年1月第1次印刷

定　　价：128.00元

编委会

主　编

杨东东　贾　磊　刘　涛　陈利民

副主编

路　瑶　张晓提　叶秀练　罗　琳

杨九菊　潘福勤　郭　靖　周　静

编　委（按姓氏笔画排序）

王　静　王晓青　叶秀练　刘　涛

杨九菊　杨东东　张艺君　张晓提

陈利民　罗　琳　周　静　郑丽霞

贾　磊　郭　靖　姚元元　路　瑶

潘福勤

前　言

　　医学紧随生物科学之后，正以前所未有的速度不断取得进展，数千年来困扰人类的许多疾病正在得到认识上的深化。新的诊断方法、治疗手段的出现增强了人类战胜疾病的信心。口腔医学作为生物医学的一个重要组成部分，是以维护、促进口腔健康及防治口腔器官和口颌系统疾病为主要内容的一门医学学科。它既有其医学属性，又与现代科技紧密相连。随着现代科学研究的发展，技术的进步，新设备、新器材不断涌现，这些又促进了口腔医学事业的发展。

　　口腔健康是居民身心健康的重要标志，口腔疾病是影响居民健康的常见病、多发病，它不仅影响口腔的咀嚼、发音等生理功能，还与脑卒中、心脏病、糖尿病、消化系统疾病等全身系统疾病密切相关。据 2015 年第 4 次全国口腔流行病学调查显示，我国儿童龋病流行处于低水平，中年人牙周健康状况仍有待提升，人们对口腔健康的重视程度和保健意识仍有待提高。现阶段，我国许多急需给予口腔卫生基本保健的患者未有条件满足需求，得到符合临床标准的治疗，另外，我国目前的口腔诊疗水平良莠不齐。为此，我们组织一批长期从事口腔疾病诊疗的专家、学者，参考了丰富的临床资料，编写了《临床口腔科疾病诊疗》一书。

　　龋病、牙体硬组织非龋性疾病、牙髓病、根尖周病、牙龈病、牙周炎、复发性口腔溃疡、口腔黏膜理化性损害等口腔颌面部常见疾病在本书中皆涉及，每一疾病按病因、病理、临床表现、诊断与鉴别诊断、治疗的顺序叙述，强调了本书的临床价值及实用性，内容丰富，贴近临床实践。此外，本书又添加了口腔科常用检查技术、口腔保健 2 个章节，旨在辅助口腔科医师提升治疗水平，提高全民口腔卫生保健意识。全书在结构上力图做到新、全、专、深、系统而实用。在对待新知识的取舍上,尽可能吸收近年新出现的理论、观念、材料、工艺,可作为口腔科医师、口腔专业学生的工具书。

本书在编写过程中,借鉴了许多口腔相关临床书籍与文献资料。由于编写人员均身负科室一线临床工作,编写时间仓促,错误及不足之处,恳请广大读者见谅,给予批评指正,以起到共同进步、提高口腔科临床诊疗水平的目的。

《临床口腔科疾病诊疗》编委会

2020 年 3 月

目　录

第一章

口腔科常用检查技术

第一节 常 规 检 查

一、基本器械

(一)口镜

口镜主要用于牵拉颊部和推压舌体以便直接观察检查部位。通过口镜反射影像,可对口腔内难以直视的部位进行观察,还可用于聚集光线,增加局部照明,增加检查部位的可视度,金属口镜的柄端亦可用于叩诊。

(二)探针

探针具有尖锐的尖端。一端呈半圆形,用于探诊检查牙齿的窝沟点隙、龋洞、穿髓点、根管口等,亦可探查牙齿表面的敏感范围和程度,还可用于检查皮肤和黏膜的感觉功能。另一端呈三弯形,主要用于检查邻面龋。

(三)镊子

镊子用于夹持物品和检查牙齿松动度。

二、一般检查

(一)问诊

问诊是医师与患者或知晓病情的人交流,了解疾病的发生、发展和诊治过程。问诊是采集病史、诊断疾病的最基本、最重要的手段。问诊内容有主诉、现病史、既往史和家族史。

1.主诉

主诉的记录通常为一句话,应包括部位、症状和患病时间。

2.现病史

现病史是病史的主体部分,是整个疾病的发生、发展过程。基本内容包括发病情况和患病时间,主要症状和诱因,症状加重或缓解的原因,病情的发展和演变,诊治经过和效果等。

3.既往史

既往史是指患者过去的口腔健康状况、患病情况,以及外伤、手术和过敏史等,还包括与口腔疾病有关的全身病史,如高血压、糖尿病、心脏病、血液病等。

4.家族史

家族史是指患者的父母、兄弟、姐妹的健康状况及患病情况,有无遗传性疾病、肿瘤、传染病等。特别是当过去的某些疾病与现患疾病之间可能有关或相同时,更应详细询问并记录。

(二)视诊

视诊主要观察口腔和颌面部的改变,视诊时一般按照先口外、后口内,先检查主诉部位、后检查其他部位的顺序检查。

1.全身情况

虽然患者是因口腔疾病就诊,但口腔医师还是应通过视诊对患者的全身情况有初步的了解,例如患者的精神状态、营养和发育情况等,注意一些疾病可能出现的特殊面容或表情特征。

2.颌面部

首先观察面部发育是否正常,左右是否对称,有无肿胀或畸形;面部皮肤的颜色改变、有无瘢痕或窦道。如要检查面神经的功能,可观察鼻唇沟有无变浅或消失,可嘱患者闭眼、吹口哨等,观察面部双侧的运动是否协调,眼睛是否能闭合,口角是否歪斜等。

3.牙齿、牙体及牙列修复体

牙齿的颜色、外形、质地、大小、数目、排列、接触关系;牙体的缺损、着色、牙石、菌斑、软垢、充填体等情况;牙列的完整和缺损;修复体的情况等。

4.口腔软组织

牙周组织颜色、形态、质地的改变,菌斑及牙石的状况,肿胀程度及范围,是否存在窦道;牙龈及其他黏膜的色泽、完整性,有无水肿、溃疡、瘢痕、肿物等。另外,也要注意舌背有无裂纹,舌乳头的分布和变化,舌的运动情况及唇系带、舌系带情况等。

(三)探诊

探诊是利用探针或牙周探针检查和确定病变部位、范围和组织反应情况,包括牙齿、牙周组织和窦道等。

1.牙齿

主要用于对龋洞的探诊,以确定龋洞的部位、范围、深浅、有无探痛等;探查修复体的边缘密合度,确定有无继发龋;确定牙齿的敏感范围、敏感程度。探诊时医师需注意动作要轻柔,特别是深龋,以免探针刺入穿髓点引起剧痛。

2.牙周组织

可用普通探针探测牙龈表面的质感是松软还是坚实,探查龈下牙石的数量、分布、位置,根面有无龋损或釉珠,以及牙齿根分叉处病变情况等。探测牙周袋的深度及牙周附着水平情况时要注意使用牙周探针进行探诊,探诊时支点要稳固,探针与牙长轴方向一致,力量适中(一般以 0.20～0.25 N 压力为宜),按一定顺序进行探诊并做好测量记录,避免遗漏。

3.窦道

常见于患牙根尖区牙龈颊侧,也可发生在舌侧,偶见于皮肤。探诊时可用圆头探针,或将牙胶尖插入窦道并缓慢推进来探测窦道的方向和深度,并结合 X 线片,以便探明其来源,帮助寻找患牙或病灶。探诊时应缓慢顺势推进,避免疼痛和牙损伤。

(四)触诊

触诊是医师用手指在可疑病变部位进行触摸或按压,根据患者的反应和检查者的感觉对病变的硬度、范围、形状、活动度等进行判断。

1.颌面部

对于唇、颊和舌部的病变,可行双指双合诊检查。对于口底和下颌下区病变,可行双手双合诊检查,以便准确了解病变的范围、质地、界限、动度及病变部位有无波动感、压痛、触痛和浸润等。医师检查时一只手的拇指和示指,或双手放置于病变部位上下或两侧,并按"由后向前"的顺序进行检查。

2.下颌下、颏下、颈部淋巴结

患者取坐位,头稍低,偏向检查侧,医师立于患者的检查侧前方或后方,手指紧贴检查部位,按一定顺序,由浅入深滑动触诊。触诊顺序一般为:枕部、耳后、耳前、腮、颊、下颌下及颏下,顺胸锁乳突肌前后缘、颈前后三角直至锁骨上窝。触诊检查时应注意肿大淋巴结所在的部位、大小、数目、硬度、活动度,有无压痛、波动感,以及与皮肤或基底部有无粘连等情况。医师应特别注意健、患侧的对比检查。

3.颞下颌关节

医师将双手示指和中指分别置于两侧耳屏前方、髁突外侧,嘱患者做开闭口运动,可了解髁突活动度和冲击感,需注意两侧对比,以协助颞下颌关节疾病的诊断。另外,以张口时上、下颌中切牙切缘间能放入患者自己横指(示指、中指和无名指)的数目为依据的张口受限程度检查(表1-1),也是颞下颌关节检查的重要内容。

表 1-1　张口受限程度的检查记录方法和临床意义

能放入的手指数	检查记录	临床意义
3	正常	张口度正常
2	I°受限	轻度张口受限
1	II°受限	中度张口受限
<1	III°受限	重度张口受限

4.牙周组织

医师用示指指腹触压牙齿的唇、颊或舌侧牙龈,检查龈沟处有无渗出物。也可将示指置于患牙唇(颊)侧颈部与牙龈交界处,嘱患者做各种咬合运动,检查是否有牙齿早接触点或𬌗干扰,如手感震动较大提示存在𬌗创伤。

5.根尖周组织

医师用指腹扣压可疑患牙根尖部,根据患牙根尖部是否有压痛、波动感或脓性分泌物溢出等情况判断根尖周组织是否存在炎症等情况。

(五)叩诊

叩诊是用平头金属器械,如金属口镜的末端叩击牙齿,根据患者的反应确定患牙的方法。根据叩击的方向可分为垂直叩诊和水平叩诊。垂直叩诊用于检查牙根尖部有无炎症,水平叩诊用于检查牙周组织有无炎症。

1.结果判断

叩诊结果一般分5级,记录如下。

(1)叩痛(一):反应同正常牙,无叩痛。

(2)叩痛(±):患牙感觉不适,可疑叩痛。

(3)叩痛(+):重叩引起患牙疼痛,轻度叩痛。

(4)叩痛(++):患牙叩痛反应介于(+)~(+++),中度叩痛。

(5)叩痛(+++):轻叩引起患牙剧烈疼痛,重度叩痛。

2.注意事项

在进行叩诊检查时,一定要与正常牙进行对比,即先叩正常对照牙,后叩可疑患牙。叩诊的力量宜先轻后重,以健康的同名牙叩诊不引起疼痛的最大力度为上限。对于急性根尖周炎患者的患牙,叩诊力度要更小,以免增加患者的痛苦。

(六)咬诊

咬诊是检查牙齿有无咬合痛和有无早接触点的诊断方法。常用的方法如下。

1.空咬法

嘱患者咬紧上、下颌牙或做各种咀嚼运动,观察牙齿有无松动、移位或疼痛。

2.咬实物法

当患者有牙隐裂、牙齿感觉过敏、牙周组织或根尖周组织炎症时,咬实物均可有异常反应。医师的检查顺序是先正常牙、再患牙,根据患牙是否疼痛以明确患牙的部位。

3.咬合纸法

将咬合纸置于上、下颌牙列之间,嘱患者做各种咬合运动,根据牙面上所留的印记,确定牙齿早接触点。

4.咬蜡片法

将烤软的蜡片置于上、下颌牙列之间,嘱患者做正中咬合,待蜡片冷却后取下,蜡片上最薄或穿破处即为牙齿早接触点。

(七)牙齿松动度检查

用镊子进行唇舌向(颊舌向)、近远中向及垂直方向的摇动来检查牙齿是否松动。检查前牙时,用镊子夹住切端进行检查。检查后牙时,以镊子合拢抵住后牙牙牙合面的窝沟进行检查。根据松动的幅度和方向对牙齿松动度进行分级。

(八)嗅诊

嗅诊是通过辨别气味进行诊断的方法。有些疾病可借助嗅诊辅助诊断,如暴露的坏死牙髓、坏死性龈口炎、干槽症均有特殊腐败气味。

(九)听诊

颌面部检查中听诊应用较少,但将听诊器放在颌面部蔓状动脉瘤上时,可闻及吹风样杂音。颞下颌关节功能紊乱时,可借助听诊器辨明弹响性质及时间。

第二节 辅 助 检 查

一、牙髓活力测验

(一)牙髓温度测验

牙髓温度测验(又称温度诊)是通过观察患者对不同温度的反应而对牙髓活力状态进行判断的方法。其原理是:正常牙髓对温度有一定的耐受范围(20~50 ℃),当牙髓发炎时,疼痛阈值降低,感觉敏感;当牙髓变性时,疼痛阈值升高,感觉迟钝;当牙髓坏死时,无疼痛感觉。温度低于 10 ℃为冷刺激,高于 60 ℃为热刺激。

1.冷测法

可使用小冰棒或冷水。取直径 3~4 mm、长 5~6 mm 一端封闭的塑料管,向内注满水后置冰箱冷冻制备成小冰棒。将小冰棒置于被测牙的唇(颊)或舌面颈 1/3 或中 1/3 完好的釉面处数秒,观察患者的反应。

2.热测法

将牙胶棒的一端在酒精灯上烤软但不冒烟燃烧(65 ℃左右),立即置于被测牙的唇(颊)或舌面的颈 1/3 或中 1/3 完好的釉面处,观察患者的反应。

3.结果判断

牙髓温度测验结果是被测可疑患牙与正常对照牙比较的结果,不能简单采用(+)、(-)表示,其具体表示方法如下。

(1)正常:被测牙与对照牙反应程度相同,表示牙髓正常。

(2)一过性敏感:被测牙与对照牙相比,被测牙出现一过性疼痛,但刺激去除后疼痛立即消失,提示被测牙牙髓存在可复性牙髓炎。

(3)疼痛:被测牙产生疼痛反应,温度刺激去除后仍持续一段时间,提示被测牙牙髓存在不可复性牙髓炎。

(4)迟缓性疼痛或迟钝:刺激去除后片刻被测牙才出现疼痛反应,并持续一段时间,或被测牙比对照牙感觉迟钝,提示被测牙处于慢性牙髓炎、牙髓炎晚期或牙髓变性状态。

(5)无反应:被测牙对冷、热刺激均无感觉,提示被测牙牙髓已坏死。

4.注意事项

用冷测法时,应注意按先下颌牙后上颌牙,先后牙再前牙的顺序测验,尽可能避免因水的流动而出现假阳性反应。用热测法时,热源在牙面上停留的时间不应超过5秒钟,以免造成牙髓损伤。

(二)牙髓电活力测验

牙髓电活力测验是通过牙髓活力电测仪来检测牙髓神经对电刺激的反应,主要用于判断牙髓"生"或"死"的状态。

1.方法

吹干、隔湿被测牙(若牙颈部有牙结石需先去除,以免影响检测结果),先将挂钩置于被测牙对侧口角,检查头置于牙唇(颊)面的中1/3釉面处,用生理盐水湿润的小棉球或牙膏置于检测部位作导体,调节测验仪上的电流强度,从"0"开始,缓慢增大,待患者举手示意有"麻刺感"时离开牙面,记录读数。先测对照牙,再测可疑患牙。每个牙测2~3次,取其中2次相近值的平均值。选择对照牙的顺序为:首选对侧正常同名牙,其次为对颌同名牙,最后为与可疑牙处在同一象限内的健康邻牙。

2.结果判断

牙髓电活力测验只有在被测可疑患牙与对照牙相差一定数值时才具有临床意义。被测牙读数低于对照牙说明敏感,高于对照牙说明迟钝,若读数达最高值仍无反应,说明牙髓已坏死。

3.注意事项

(1)测试前需告知患者有关事项,说明测验目的。

(2)装有心脏起搏器的患者严禁做牙髓电活力测验。

(3)牙髓活力电测仪工作端应置于完好的牙面上。

(4)牙髓电活力测验不能作为诊断的唯一依据。若患者过度紧张,患牙有牙髓液化坏死、大面积金属充填体或全冠修复时可能出现假阳性结果。若患牙过度钙化、牙齿刚受过外伤或是根尖尚未发育完全的年轻恒牙,则有可能会出现假阴性结果。

二、影像学检查

(一)牙片

1.牙体牙髓病

(1)龋病的诊断:牙片有助于了解龋坏的部位和范围,以及有无继发龋和邻面龋,可用于检查龋损的范围及与髓腔的关系。

(2)非龋性疾病的诊断:可协助诊断牙齿的发育异常、牙外伤、牙根折/裂等。

(3)牙髓病及根尖周病的诊断:可用于鉴别根尖周肉芽肿、脓肿或囊肿等慢性根尖周病变。

(4)辅助根管治疗:可用于了解髓腔情况,如髓室、根管钙化和牙内吸收。

2.牙周病

(1)牙槽骨吸收类型:水平型吸收多发生于慢性牙周炎患者的前牙;垂直型吸收,也称角型吸收,多发生于牙槽间隔较窄的后牙。

(2)牙槽骨吸收程度。①Ⅰ度吸收:牙槽骨吸收在牙根的颈1/3以内。②Ⅱ度吸收:牙槽骨吸收超过根长的1/3,但在根长的2/3以内。③Ⅲ度吸收:牙槽骨吸收超过根长的2/3。

3.口腔颌面外科疾病

牙片可用于检查阻生牙、埋伏牙、先天性缺牙及牙萌出状态、颌骨炎症、囊肿、肿瘤。

(二)𬌗片

当上、下颌根尖或者牙槽骨病变较深或者范围较大,普通牙片不能包括全病变,且无条件拍摄全口牙位曲面体层X线片时,常采用𬌗片拍摄来了解病变。

1.上颌前部𬌗片

(1)体位:患者听鼻线与地面平行,牙尖交错位咬住胶片,X线中心线向足侧倾斜65°角对准头矢状面,由鼻骨和鼻软骨交界处射入胶片中心。

(2)常用于观察上颌前部骨质变化及乳、恒牙的情况,上颌前部𬌗片可显示上颌前部全貌,包括切牙孔、鼻中隔、上颌窦、鼻泪管、上前牙及腭中缝等结构。

2.上颌后部𬌗片

(1)体位:将胶片尽量向后,偏检查侧放置,牙尖交错位咬住胶片,X线的中心线向足侧倾斜60°角,水平角度与被检查侧前磨牙邻面平行,对准被检测眶下孔外侧射入。

(2)常用于观察一侧上颌后部骨质变化的情况,上颌后部𬌗片可显示被检查侧上颌后部的影像,包括第一前磨牙至第二磨牙、牙槽突和同侧上颌窦底部。

3.下颌前部𬌗片

(1)体位:患者𬌗平面与地面平行,胶片长轴位于下切牙之间,尽量向后放置,牙尖交错位咬住胶片,X线中心线以45°角对准头矢状面由颏部射入。

(2)常用于观察下颌颏部骨折及其他颏部骨质变化,下颌前部𬌗片可显示下颌颏部影像。

4.下颌横断殆片

(1)体位:患者听鼻线与地面呈 45°角,胶片长轴位于两下切牙之间。X 线中心线对准头矢状面,经两侧下颌第一磨牙连线中点垂直胶片射入。

(2)常用于检查下颌骨体部骨质有无颊、舌侧膨胀,也可用于辅助诊断下颌骨体骨折移位以及异物、阻生牙定位等。投照软组织条件曝光可用于观察下颌颌下腺导管结石。下颌横断殆片可显示下颌体和牙弓的横断面影像。

(三)全口牙位曲面体层 X 线片

全口牙位曲面体层 X 线片可分为上颌牙位、下颌牙位及全口牙位 3 种,以全口牙位最常用。其可在一张胶片显示双侧上、下颌骨、上颌窦、颞下颌关节及全口牙齿。主要用于观察上颌骨肿瘤、下颌骨肿瘤、外伤、炎症、畸形等病变及其与周围组织的关系,也适用于张口困难、难以配合殆片拍摄的儿童患者等。

(四)X 线头影测量片

口腔正畸、正颌外科经典的头影测量分析通常应用头颅正位、侧位定位拍摄所获得的 X 线图像,主要用于分析正常及错殆畸形患者的牙、颌、面形态结构,记录颅面生长发育及矫治前后牙、颌、面形态结构的变化。

(五)口腔颌面部 CT

在口腔颌面部,CT 主要用于颞下窝、翼腭窝、鼻窦、唾液腺、颌骨及颞下颌关节疾病等的检查。对颌面部骨折,以及肿瘤特别是面深部肿瘤的早期诊断及其与周围重要组织的关系能提供较准确的信息,对指导手术有重要意义。

(六)口腔颌面锥形束 CT

口腔颌面锥形束 CT(cone beam computed tomography,CBCT)可显示平行于牙弓方向、垂直于牙弓方向和垂直于身体长轴方向的断层影像,可根据临床需要显示曝光范围内任意部位、任意方向的断层影像。多用于埋伏牙、根尖周病变、牙周疾病、颞下颌关节疾病和牙种植术的检查。

与传统 CT 相比,CBCT 具有以下优点。

(1)CBCT 的体素小,空间分辨率高,图像质量好。

(2)CBCT 辐射剂量相对较小,平均剂量是 1.19 mSv,是传统 CT 的 1/400。

(七)口腔颌面部 MRI

MRI 检查主要用于口腔颌面外科肿瘤及颞下颌关节疾病的检查和诊断,尤其是颅内和舌根部良、恶性肿瘤的诊断和定位,以及脉管畸形、血管瘤的诊断和相关血管显像等。另外,对炎症和囊肿的检查也有临床参考价值。

三、穿刺检查

穿刺检查主要用于诊断和鉴别颌面部触诊有波动感或非实质性含液体的肿块的性质,在常规消毒处理、局部麻醉后,用注射器刺入肿胀物抽取其中的液体等内容物,进行肉眼和显微镜观察。

(一)肉眼观察

通过对颜色和性状的观察,初步确定是脓液、囊液,还是血液。

(二)显微镜检查

不同液体在镜下有不同特点:脓液中主要为中性粒细胞;慢性炎症时脓液中多为淋巴细胞;囊液内可见胆固醇结晶和少量炎症细胞;血液中主要为红细胞。

(三)注意事项

(1)穿刺应在严格的消毒条件下,选用适宜针头进行。临床上脓肿穿刺多选用8号或9号粗针;血管性病变选用7号针;对唾液腺肿瘤和某些深部肿瘤选用6号针头行穿刺细胞学检查,或称"细针吸取活检"。除非特殊需要,多不提倡粗针吸取活检,以免造成患者瘤细胞种植。

(2)穿刺检查应掌握正确的操作方法,注意进针的深度和方向以免损伤重要的组织结构。

(3)在临床上如怀疑是颈动脉体瘤或动脉瘤,则禁忌穿刺。

(4)怀疑结核性病变或恶性肿瘤,要注意避免因穿刺形成经久不愈的窦道或肿瘤细胞种植性残留。

四、选择性麻醉检查

选择性麻醉检查是通过局部麻醉的方法来判定引起疼痛的患牙。当临床难以对两颗可疑患牙作出最后鉴别,且两颗牙分别位于上、下颌或这两颗牙均在上颌但不相邻时,可采用选择性麻醉帮助确诊患牙。

(1)如两颗可疑牙分别位于上、下颌,则对上颌牙进行有效的局部麻醉(包括腭侧麻醉),若疼痛消失,则上颌牙为痛源牙,反之,则下颌牙为痛源牙。

(2)如两颗可疑牙均在上颌,则对位置靠前的牙行局部麻醉,若疼痛消失,则该牙为痛源牙,反之,则位置靠后的牙为痛源牙。其原因是支配后牙腭根的神经由后向前走行。

五、实验室检查

(一)口腔微生物涂片检查

取脓液或溃疡、创面分泌物进行涂片检查,可观察、分析分泌物的性质和感染的菌种,必要时可做细菌培养和抗生素药敏试验,以指导临床用药。

(二)活体组织检查

1.适应证

疑是肿瘤的肿块、长期不愈的口腔溃疡(>2个月)、癌前病变、结核、梅毒性病变、放线菌病及口腔黏膜病变,以及手术后的标本确诊。

2.注意事项

(1)切取表浅或有溃疡的肿物时不宜采用浸润麻醉,也不宜使用染料类消毒剂,黏膜病变标本取材不应小于 0.2 cm×0.6 cm。

(2)急性炎症期禁止活检,以免炎症扩散和加重病情。

(3)血管瘤、血管畸形或黑色素瘤一般不做活组织检查,以免造成大出血或肿瘤快速转移。

(4)对于范围明确的良性肿瘤,活检时应完整切除。

(5)怀疑是恶性肿瘤者,在做活检的同时应准备手术、化疗或放疗,时间尽量与活检时间间隔短,以免活检切除部分瘤体组织引起扩散或转移。

(三)血液检查

1.急性化脓性炎症

应查血常规,观察白细胞计数、分类计数。如白细胞计数升高提示有感染,但白细胞计数明显升高并有幼稚粒细胞,则应考虑白血病。

2.口腔、牙龈出血

口腔黏膜有出血点,当流血不止、术后止血困难时,应查血常规、凝血功能和血小板计数。

3.口腔黏膜苍白、舌乳头萎缩、口舌灼痛

应查血红蛋白含量和红细胞计数。

4.使用磺胺或抗生素类药物或免疫抑制剂

应定期进行血常规检查,注意白细胞的变化。

(四)尿检查

重度牙周炎、创口不易愈合的患者,应查尿常规,检查有无糖尿病。

第二章

牙体牙髓病

第一节 龋 病

一、病因

牙齿硬组织包括牙釉质、牙本质、牙骨质,是高度矿化的组织。牙齿硬组织是离开人体最不易被微生物所破坏的组织,但在体内则恰恰相反,是最容易被破坏且不能再生的组织。关于龋病的病因,尽管迄今尚不能宣布龋病的病原已经完全清楚,也没有十分完整和肯定的病因学理论,但已有的科学证据和临床实践越来越支持化学细菌致龋的理论。化学细菌致龋理论是目前应用最广的龋病病因学理论。

(一)化学细菌致龋理论

很早就有学者提出,酸致牙齿脱矿与龋形成有关。但在相当一段时间并没有实验依据证明这种推测。直至100多年前,W.D.Miller通过一系列微生物学实验,证明了细菌代谢碳水化合物(或糖)产酸,酸使矿物溶解,并形成类似临床上早期釉质龋的白垩样变,提出了著名的"化学细菌学理论",又称"化学寄生学说"。Miller提出上述学说的主要依据是体外的脱矿实验,包括以下几点。

(1)将牙齿放在混有糖或面包和唾液的培养基中孵育,观察到牙齿脱矿。

(2)将牙齿放在混有脂肪和唾液,不含糖的培养基中孵育,未见牙齿脱矿。

(3)将牙齿放在混有糖或面包和唾液的培养基中,煮沸后再孵育,未见牙齿脱矿。

与此同时,Miller从唾液和龋损部位中分离出多种产酸菌。Miller认为,龋可分为2个阶段,第一阶段是细菌代谢糖产酸,酸使牙齿硬组织溶解,第二阶段是细菌产生的蛋白酶溶解牙齿中的有机物。目前,已有多种方法可以在体内或体外形成类似早期龋脱矿的龋样病损。但是迄今为止,由于釉质中有机物含量极低,还没有足够的证据能够说明釉质在龋损过程有蛋白溶解的过程。

Miller 的学说基本主导了过去 100 年来的龋病病因和预防研究。甚至可以说,近代龋病病因学的发展均没有超出这一学说所涉及的范围。近代龋病学的主要发展即对致龋微生物的认定,确定了龋是一种细菌感染性疾病。这一认识形成于 20 世纪 50 年代。1955 年 Orland 等学者的经典无菌和定菌动物实验,一方面证实了龋只有在微生物存在的情况下才能发生,同时也证明了一些特定的微生物具有致龋的特征。在随后的研究中,研究者进一步证明了只有那些易于在牙面集聚生长并具有产酸和耐酸特性的细菌才可被称为致龋菌。进而,一系列研究表明变形链球菌是非常重要的致龋菌。一部分学者乐观地认为,龋是由特异性细菌引起的细菌感染性疾病。由此引发了针对主要致龋菌变形链球菌的防龋疫苗研究。但是近代的研究表明,龋病形成的微生态环境十分复杂,很难用单一菌种来解释龋发生的过程。更为重要的是,人们已经发现,所有的已知致龋菌总体来讲又都是口腔或牙面上的常驻菌群,在产酸致龋的同时,还可能担负着维持口腔生态平衡的任务。

从病原学的角度来看,将龋病定义为细菌感染性疾病是正确的,但龋病的感染过程和由此激发的机体反应并不能完全等同于身体其他部位的细菌感染性疾病。首先,细菌的致龋过程是通过代谢糖产生的有机酸实现的,而不是细菌本身直接作用于机体或机体的防御机制。其次,龋病发生时或发生后并没有足够的证据表明机体的免疫防御系统有相应的抗病原反应。因此,通过抗感染的方法治疗或预防龋齿还有许多未知的领域和障碍。

另外,在龋病研究中有一个重要的生态现象不容忽视,即细菌的致龋作用不是孤立发生的,而必须是通过附着在牙表面的牙菌斑的微生态环境才能实现。甚至可以说,没有牙菌斑,就不会得龋齿。

(二)其他病因学说

除了化学细菌学说之外还有其他众多致龋理论。比较重要的有蛋白溶解学说和蛋白溶解-螯合学说。

蛋白溶解学说起源于对病损过程的组织学观察。光学显微镜下观察发现,牙釉质中存在釉鞘、釉板等含有较多有机物的结构。有学者认为,龋发生的过程中,先有这些有机物的破坏,然后才是无机物的溶解。在获得一些组织学证据之后,Gottlieb 和 Frisbie 等学者在 20 世纪 40 年代提出了蛋白溶解学说。但今天看来,这一学说很难成立。首先,釉质中的有机物含量极低,即使在牙本质这样含有较多有机物的组织中,有机物也是作为矿化的核心被高度矿化的矿物晶体包绕,外来的蛋白酶如果要溶解组织中的有机物必须先有矿物的溶解,才可能接触到内层的胶原蛋白。其次,电子显微镜的研究已经基本上否认了釉鞘、釉柱的实质性存在。研究表明,光学显微镜下看到的釉柱或柱间质只是晶体排列方向的变化,而无化学构成的不同。

蛋白溶解-螯合学说是 1955 年由 Schatz 和 Martin 提出的,他们提出:"龋的发生是细菌生成的蛋白酶溶解有机物后,通过进一步的螯合作用造成牙齿硬组织溶解形成龋。"然而,这一学说只有理论,没有实验或临床数据支持,已很少有人提及。

(三)龋病病因的现代理论

现代主要的龋病病因理论有三联因素或四联因素理论,后者是前者的补充,两者都可以被认为是化学细菌致龋理论的继续和发展。

1.三联因素论

1960 年代,微生物学家 Keyes 首先提出了龋病的三联因素论,又称"三环学说"。三联因素指致龋细菌、适宜的底物(糖)和易感宿主(牙齿和唾液)。三环因素论的核心是三联因素是龋病的必需因素,缺少任何一方都不足以致龋。其他因素都是次要因素,或者通过对必要因素的影响发挥致龋作用。

(1)致龋细菌:黏附在牙面上,参与牙菌斑的形成并具有产生有机酸和其他致龋物质的能力,同时又具有能够在较低 pH 条件下生存和继续产酸的能力(耐酸)。细菌的代谢产物是造成牙齿硬组织破坏的因素,所以可以认为细菌是病原因素。目前对已知的致龋菌研究最多的是变形链球菌族,因为它能够合成多聚糖(主要是葡聚糖)。葡聚糖作为菌斑的基质,在牙菌斑的形成中起重要作用。而牙菌斑是细菌在牙面上赖以生存的生态环境,没有这样的环境,龋同样是不能发生的。研究较多的致龋细菌还有乳酸杆菌和放线菌。前者具有强的产酸和耐酸能力,在龋坏的组织中检出较多,一般认为在龋的发展中起重要作用;后者则参与牙根面菌斑的形成,与牙根龋的发生关系密切。

关于致龋菌的研究经历了一个多世纪。19 世纪末 Miller 的研究证明了细菌发酵产酸并提出了著名的化学细菌致龋学说。20 世纪 50 年代,通过动物实验证明了只有在细菌存在的情况下才能够发生龋,单一的细菌可以致龋。利用定菌鼠的方法,确定了一些细菌的致龋性。从 20 世纪 60 年代开始,由于发现了变形链球菌族在利用蔗糖合成多聚糖中的作用,龋病病原学的研究更多地聚焦在变形链球菌和绒毛链球菌上。这一阶段的成果,极大地增加了人们对菌斑形成过程的了解。相当一段时间,口腔变形链球菌作为主要的致龋菌受到了广泛的重视和深入研究。许多学者乐观地希望通过防龋疫苗消灭龋齿。然而经过多年的努力,防龋疫苗的工作进展缓慢。主要的不是技术方面的问题,而是病原学上的问题,即目前的病原学研究尽管有大量的证据表明变形链球菌是口腔中最主要的致龋菌,但还不能够确定地认为它就是龋病发病中的特异致龋菌。既然龋尚不能肯定为是一种特异菌造成的疾病,这就无法估计针对某种特异细菌的疫苗所能产生的防龋效果的大小。由于防龋疫苗的使用是一项涉及面广,需要有相当大投入的工作,如果事先对其预期效果和安全性没有科学的评估和预测,很难进入临床试验阶段。而没有临床试验的验证,防龋疫苗根本不可能进入临床应用。

近年的研究表明,除了前述的变形链球菌、乳酸杆菌和放线菌外,一组非变链类口腔链球菌在龋病的进展过程中也起作用。可以认为非变链类口腔链球菌有致龋能力,并可能在龋病的初始期起作用。

(2)适宜的底物(糖):口腔中有许多细菌具有代谢糖产酸的功能。由于牙菌斑糖代谢生成的主要有机酸是乳酸,这些细菌又可称为产乳酸菌。产乳酸菌在生物界具有许多有益功能,如分解发酵乳类制品,有利于人类消化。口腔中产乳酸菌生成的乳酸,一方面在维持口腔生态平衡中可能存在有益的一面,另一方面如果得不到及时清除,在菌斑中滞留,则导致牙齿持续的脱矿,显然是不利的。一些口腔细菌具有利用糖合成多聚糖的功能,包括细胞内多糖和细胞外多糖。前者可以为细菌本身贮存能量,后者则作为菌斑的基质。在所有的糖类物质中,蔗糖最有利于细菌产酸和形成多糖,因此,蔗糖被认为具有最强的致龋性。糖的致龋性是通过局部作用产生的,不经口腔摄入不会致龋。但是,具有甜味作用的糖代用品,如木糖醇,经过细菌代谢时不产酸也不合成多糖,所以是不致龋的。

(3)易感宿主(牙齿和唾液):牙齿自身的结构、矿化和在牙列中的排列,牙齿表面物理化学特性,唾液的质和量等多种因素代表了机体的抗龋力。窝沟处聚集的菌斑不易清除,窝沟本身常可能有矿化缺陷,因而更易患龋。排列不齐或邻近有不良修复体的牙齿由于不易清洁,菌斑易聚集,因而更易患龋。牙齿表面矿化不良或粗糙,增加了表面聚集菌斑的可能,也增加了患龋的机会。牙齿自身的抗龋能力,包括矿化程度、化学构成和形态完善性,主要在牙的发育阶段获得。牙齿萌出后可以通过局部使用氟化物增加表层的矿化程度,也可以通过窝沟封闭剂封闭不易清洁的解剖学缺陷。

机体抗龋的另一个重要的因素是唾液。唾液的正常分泌和有效的功能有助于及时清除或缓冲菌斑中的酸。唾液分泌不正常,如分泌过少或无法到达菌斑产酸的部位,都会增加患龋的机会。

与龋病发病的有关因素很多,但大量的临床和实验研究表明,所有其他因素都是与上述三联因素有关或通过上述因素起作用。不良的口腔卫生增加菌斑的聚集、增加有机酸在局部的滞留,是通过影响微生物的环节起作用的。而低收入低教育水准,意味着口腔保健知识和保健条件的缺乏,影响对致龋微生物和致龋食物的控制,从而导致龋在这类人群中多发。

2.龋的四联因素论

又称四环学说。20 世纪 70 年代,同样是微生物学家的 Newbrun 在三联因素的基础上加上了时间的因素,提出了著名的四联因素论。四联因素的基本观点是:①龋的发生必须具备致龋菌和致病的牙菌斑环境。②必须具备细菌代谢的底物(糖)。③必须是在局部的酸或致龋物质聚积到一定浓度并维持足够的时间。④必须是发生在易感的牙面和牙齿上。应该说,四联因素论较全面地概括了龋发病的本质,对于指导进一步研究和预防工作起了很大的作用。但严格讲,无论是三联因素论还是四联因素论似乎更适合作为发病机制学说,而不适合作为病因论。因为除了微生物之外,食物和牙齿无论如何不应归于病原因素中。

(四)其他与龋有关的因素

如前所述,致龋细菌、适宜的底物(糖)和易感宿主是 3 个最关键的致龋因素。然而,与龋有关的因素还有很多,龋是一种多因素的疾病。但是所有其他因素都是通过对关键因素的影响而发生作用的。

1.微生物

致龋细菌具有促进菌斑生成、产酸和耐酸的能力,是主要的病原微生物。除此之外,其他的微生物也可以对龋的发生和发展起作用。正常情况下口腔微生物处于一个生态平衡的状态。一些细菌可能本身不致龋,但却可以通过影响致龋菌对龋的过程产生作用。譬如,口腔中的血链球菌,本身致龋性很弱,血链球菌在牙面的优先定植,有可能减少变形链球菌在牙面的黏附和生长,进而减少龋的发生。另外一些非变链类口腔链球菌产酸性不高,但对于维持牙菌斑的生存有作用,有助于龋的形成,或对产生的有机酸有缓冲作用,有助于龋的抑制。

2.口腔保健

口腔保健包括有效的刷牙、去除菌斑和定期看医师。有效的口腔保健措施和保健措施有效的实施是减少龋齿的重要途径。

3.饮食

食物中的碳水化合物是有机酸生成反应的底物,尤其是蔗糖,被认为是致龋因素,甚至被认为是病因之一。根据细菌代谢食物的产酸能力,将食物可简单地分为致龋性食物和非致龋性食物。致龋性食物主要是含碳水化合物的食物和含糖的食物。根据糖的产酸性排列,依次是蔗糖、葡萄糖、麦芽糖、乳糖、果糖等。食物的致龋性还与食物的物理形态有关。黏性大、易附着在牙面的食物,更有助于糖的作用。除了这些对致龋有作用的食物之外,剩下的多数应该是非致龋性的。关于抗龋性的食物,由于很难从实践中予以证实或检验,所以很少这样说。非致龋性食物多为含蛋白质、脂肪和纤维素的食物,如肉食、蔬菜等。一些食品甜味剂不具备碳水化合物与细菌代谢产酸的结构,不具备产酸性,因此不致龋,如木糖醇和山梨醇。

由于糖与龋的关系密切,所以预防龋齿必须控制糖的摄入。然而还应该认识到人类的生存需要充足的营养和能量。糖尤其是蔗糖是人类快速获取能量的重要来源。从营养学的角度,不可能将糖或碳水化合物从食谱中取消。唯一能做的是减少进食的频率、减少糖在口腔中存留的时间。

4.唾液因素

唾液作为宿主的一部分,归于与龋有关的关键宿主因素。唾液的流量、流速和缓冲能力决定了对酸的清除能力,与龋关系密切。影响唾液流量的因素除了唾液腺损伤和功能障碍之外,还包括精神因素。

5.矿物元素

牙齿的基本矿物组成是羟基磷灰石,是磷酸钙盐的一种,主要成分为钙和磷。环境中的钙、磷成分有助于维护矿物的饱和度,有助于减少牙齿硬组织的溶解,还有助于再矿化的发生。氟是与牙齿健康关系最密切的元素。人摄入了过量的氟可能会导致氟牙症,严重的时候还会导致骨的畸形,成为氟骨症。但环境中微量的氟,如牙膏中的氟、口腔菌斑中的氟,则有利于抑制脱矿和增加再矿化的作用,达到预防龋的效果。其他和龋有关的元素多是与牙矿物溶解有关的元素,如锶、钼、镧元素,有抑制脱矿的作用,而镁、碳、硒元素有促进脱矿的作用。

6.全身健康与发育

牙齿发育期的全身健康状况可以影响牙的发育和矿化。

7.家族与遗传

双生子的研究结果表明,人对龋的易感性极少与遗传有关,主要是由环境因素决定的。但是遗传对龋相关的其他因素有明显的作用,如牙的形态包括窝沟形态,受遗传因素影响较大。而人的饮食习惯与家庭生活环境有关。

8.种族

种族间龋患的差异主要来源于饮食习惯、卫生保健方式、社会文化教育方面的差异,与种族本身的差异不大。

9.社会经济及受教育的程度

经济状态的差异决定了人接受教育、学习口腔保健知识和获得口腔保健措施的程度,因此与龋有关。

二、病理表现

龋的病理过程起源于细菌代谢糖产生的酸在牙表面聚集滞留。由于浓度梯度差,菌斑中的酸可以沿牙齿组织中结构薄弱、孔隙较多的部位扩散,在牙齿组织内部的微环境下形成对矿物不饱和的状态,使无机矿物盐溶解。牙齿内部溶解的矿物盐,如钙和磷,依浓度梯度向牙齿外扩散,到达表层时可有矿物盐再沉积,形成表层下脱矿的早期病理现象。

之后,随着脱矿的加重,细菌或细菌产生的蛋白溶解酶可以侵入脱矿的组织中,导致牙齿组织中的有机支架破坏,组织崩解,形成龋洞。

龋是一个缓慢的过程,在这个过程中,口腔微环境经历脱矿(局部矿物不饱和的情况下产生,如吃糖产酸时)和再矿化(局部矿物过饱和时,如使用氟化物)的多个动力学循环,形成脱矿-再矿化的动态平衡过程,从而形成龋的特殊组织病理学特征。

(一)釉质龋

1.平滑面龋

龋到了成洞的阶段,由于组织完全溶解,局部空洞,组织学上所能观察到的东西很少。临床上利用离体牙,通过组织病理学手段所能观察到的实际上是早期釉质龋的情况。所谓早期釉质龋,临床表现为白垩斑,肉眼见釉质表面是完整的,呈白垩色,无光泽,略粗糙,较正常组织略软,但未形成实际意义上的龋洞或缺损。在这种情况下,如果龋得到有效控制,如去除了病原,并给以再矿化的条件,病变可能逆转,则无须手术治疗。

临床上很难确定活动性的或再矿化了的早期龋。用于组织病理学观察的临床白垩斑,多数实际上是已经再矿化了的早期龋。利用病理学的手段观察釉质早期龋,要将离体龋坏的牙齿制作成均匀厚度的磨片,观察的厚度要<80 μm。投射光下,在普通光学显微镜下观察,可见龋损区色暗,吸光度明显增加,如果用

硝酸银染色可见龋坏组织有还原银沉淀。由于牙釉质具有各向异性的双折射特征,观察早期釉质龋的病理结构需借助偏光显微镜。在偏振光下,交替在空气介质、水介质和喹啉介质中观察,自牙的外表面向内可将病损分为 4 层。

(1)表层:将发生在牙平滑面釉质上的白垩斑纵向制成牙磨片平铺在载玻片上,浸水观察,可以清楚地分辨出发生病损的部位,呈外大内小的倒锥形。在最表面可见一层 $10\sim30\ \mu m$ 的窄带,矿化程度高于其下的部分,形成表层下脱矿重于表层的龋病脱矿的独特现象,称为表层下脱矿。表层的存在,一方面可能是这一部分的釉质溶解度比较低,另一方面可能与深层溶解物质在此处再沉积有关。一些学者习惯于说:"早期龋的时候釉质表层是完好的。"这是不准确的。现代的矿物学研究表明,表层本身是有矿物丧失的。即使从临床上看,早期龋的表面也有很多实质性的改变,如较正常组织粗糙、色泽暗淡。在自然龋过程中所观察到的表层,矿物丧失量一般都>5%。所以,对早期龋表面的描述,用表面大体完整似乎比较接近实际。

(2)病损体部:这是釉质早期脱矿的主体,矿物丧失量可多达50%以上。由于大量矿物的丧失,釉质的内在折射率发生变化,从而形成临床上可见的白垩状改变。

若用显微放射照相法观察早期龋病变,只能区别上述 2 层。

(3)暗层:这一层是只有在偏光显微镜下才可能观察到的一种病理现象。将磨片浸在喹啉中,由于喹啉折射率接近釉质,其分子大于暗层的微隙而不能进入,从而使此层的折射率有区别于釉质和浸透喹啉的损伤体部,得以显示和区别。暗层的宽窄不一,并且不是所有的病损都能够观察到暗层。

(4)透明层:之所以这样称呼,是因为这一区域在光镜下观察,其透光性甚至高于正常的釉质组织。但实际上,这一部分组织也是有矿物丧失的,可以看作是脱矿的最前沿。

2.点隙窝沟龋

有人将窝沟龋的病理学变化等同于两个侧壁的平滑面龋。但实际上,窝沟的两壁无论从组织学上还是局部环境上都无法等同于两个平滑面。尤其在疾病的发展模式上,窝沟龋有其独特性。窝沟龋的进展常在侧壁尚未被破坏的情况下,早期即可到达釉牙本质界,沿釉牙本质界潜行发展,形成临床上难以早期发现的隐匿龋。临床上在诊断窝沟龋的时候要充分了解窝沟龋的这一特征。

(二)牙本质龋

牙本质的矿物含量与组织结构均有别于牙釉质,因此,牙本质龋的临床病理过程和病理表现也有别于牙釉质龋。首先,牙本质中的有机基质含量达 20%,

无机矿物是围绕或是包绕有机基质而沉积的。龋损过程中首先必须有无机矿物的溶解,然后可以有细菌侵入到脱矿的牙本质中,分解蛋白,使胶原酶解。若仅有矿物的破坏而无胶原酶解,常常还可恢复。另外,牙本质存在小管样结构和小管液,有利于有机酸和细菌毒素的渗透,有时在病变早期,当病变的前沿离牙髓还有相当一段距离的时候就已经对牙髓产生了刺激。病理学上所观察到的龋损牙本质存在 4 个区域,反映了牙本质的龋损过程。

1.坏死崩解层

坏死崩解层位于窝洞底部病损的最外层。此处的牙本质结构完全崩解,镜下可见残留的组织和细菌等。坏死牙本质质地松软,品红染色呈阳性,用一般的手用器械即可去除。

2.细菌侵入层

牙本质重度脱矿,细菌侵入牙本质小管并在其中繁殖。牙本质小管扩张,胶原纤维变性、酶解,形成大的坏死灶。临床上的这一层质地软、色泽暗,品红染色呈阳性,容易辨认。多数可以通过手用器械去除。

3.脱矿层

小管结构完整,但有明显的脱矿表现,无细菌侵入,色泽较正常牙本质暗,品红染色呈阴性,一些学者认为此层应予保留。但临床医师主要根据对硬度的感觉和色泽的观察,判断去腐的标准,很难准确掌握这一层的去留。若有意保留这一层,又常常造成去腐不足,无法阻止龋的进展,易造成日后的继发龋。

4.透明层

透明层又称硬化层,多见于龋损发展比较缓慢时,是牙本质最深层的改变。光镜下观察,此层呈均质透明状,小管结构稍显模糊,是矿物沉积所致。对于慢性龋损,这层的硬度有时较正常牙本质硬,故又称之为硬化层或小管硬化。形成硬化牙本质是机体的重要防御功能。这一层有时可以着色,临床上可根据其硬度的情况决定去留。如果较正常组织软,一般应去除。如果较正常组织硬,并且表面有光泽,则可予以保留。

龋损可以诱发相应髓腔一侧形成修复性牙本质,又称第三期牙本质或反应性牙本质,是机体的一种防御性反应。修复性牙本质一般小管结构较少、结构致密,有利于抵御病原因素对牙髓的直接侵害。

(三)牙骨质龋

牙骨质龋见于根面龋。牙骨质龋脱矿模式也具有表层下脱矿的特征。镜下可见早期的牙骨质龋出现在矿化较高的表层。但由于牙骨质很薄,临床上常见的牙骨质龋表现多为表面破损、凹陷,聚集较多细菌。病变会很快到达牙本质,形成位于根面的牙本质龋。

牙釉质、牙本质和牙骨质龋的共同特征是先有无机物的溶解,后有有机基质的破坏(酶解)。临床龋病过程是脱矿与再矿化的动态发展过程。在有机基质破坏之前,去除病原,人为加强再矿化措施,有可能使脱矿病损修复。一旦有机基质崩解破坏,则只能靠手术的办法予以修复。

三、临床表现和诊断技术

(一)临床表现

龋齿的概念作为疾病的诊断名词,指牙齿硬组织因龋出现缺损,病变局限在牙齿硬组织,没有引起牙髓的炎症或变性反应。临床检查中,如温度诊和电活力测验,牙髓反应均为正常。

龋的临床表现可以概括为患者牙齿色、形、质的变化和患者感觉的变化。正常的牙釉质呈半透明状,牙本质的颜色为淡黄色。正常牙齿的颜色主要是透过牙釉质显现出来的牙本质色。牙釉质表面应该光滑、无色素沉着。牙釉质的硬度高于牙本质和牙骨质,且任何正常的牙齿硬组织都不可能通过手用器械去除,如挖匙。

1.颜色的改变

牙齿表面色泽改变是临床上最早可以注意到的龋的变化。当龋发生在牙的平滑面时,擦去表面的菌斑或软垢,吹干后可见病变部位表面粗糙、光泽消失,早期呈白垩色,进一步着色还可以呈棕黄色或黑褐色。当龋发生在窝沟的部位,清洗吹干后可见沟口呈白垩色,进一步发展可见墨浸样的改变,提示龋已经位于牙本质深层。这是由于其下的牙本质严重脱矿着色并透过正常的半透明的釉质反映出的特有颜色。发现窝沟墨浸样变,一般病变范围已经在牙本质层,病变的范围围甚至超过色泽改变的范围(图 2-1)。

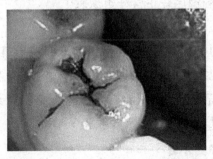

图 2-1　发生在下颌第一磨牙的窝沟龋

2.外形缺损

龋最显著的临床特征是形成了不可为自体修复的牙体组织的实质性缺损。临床上可以看到、探到或检查到龋洞。

临床上所看到的龋洞大小不一定反映病变的大小。如发生在窝沟的龋,有时即使沟内脱矿严重,甚至病变到达了牙本质的深层,临床所见的龋洞也不是很大。遇到这种情况,可以通过墨浸样颜色的改变判断龋洞的大小。龋洞如果发生在光滑面或邻面,临床上可以看到或用探针探到。探诊时,要从正常牙面开始,遇到龋洞时会感到牙面的连续性消失,探针可以被洞壁卡住。有时候,通过照 X 线片,如咬合翼片,可以发现病变部位的密度较周围正常组织明显降低(图 2-2)。

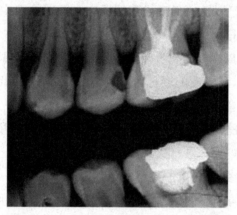

图 2-2　X 线片显示上颌第二前磨牙邻面龋

3.质地的改变

龋造成的牙体组织的实质性缺损,称为龋洞。龋洞中充满脱矿的牙体组织和食物碎屑,质地松软,容易与正常组织区别。对于发生在窝沟的小龋洞,当用探针探入洞底时,会感到洞底较正常牙组织软。

4.患者感觉的变化

波及牙釉质浅层的早期龋损,患者可以完全没有临床症状。一般是当龋损发展到牙本质层并出现龋洞时,患者才有冷、热刺激或食物嵌塞时的敏感症状,但都是一过性的,刺激消失,症状也随之消失。当龋发展至牙本质深层时,症状会明显一些。患者一般也是在这个时候就诊。

(二)好发部位和好发牙齿

了解龋的好发部位和好发牙齿,有助于早期发现、诊断和及时治疗。

1.好发部位

龋的好发部位与菌斑聚集部位和发育薄弱部位有关,如牙的沟裂部位、两牙相邻不易清洁的部位。常见的不易清洁的部位,如牙列不齐时,修复体和正畸装置边缘,都是龋的好发部位。

好发部位还与患者的年龄有关。3岁以前的幼儿多为前牙的邻面龋,这与饮食有关;3~5岁则多见乳磨牙的窝沟龋,与牙齿初萌有关;而到了8岁左右,乳磨牙的邻面龋开始多起来,与颌骨生长后牙间隙增大有关。青少年多发恒牙窝沟龋和上前牙的邻面龋,而中老年人则多见根面龋。

2.好发牙齿

上前牙邻面、磨牙窝沟、义齿基牙、排列不齐的牙齿,都是常见的易患龋的牙齿。乳磨牙和第一恒磨牙是窝沟龋的好发牙齿,这是因为乳磨牙和第一恒磨牙一般在出生前开始发育并有部分矿化,出生后继续发育和矿化。由于经历新生儿环境的变化,这些牙更容易出现发育和矿化上的缺陷,因此患龋率较其他牙高。下颌前牙由于接近唾液导管口,表面光滑,易于自洁,因而很少发生龋。如果龋波及下颌前牙,该患者一般可被认作高危个体。

临床检查龋齿时,要注意对好发部位和好发牙齿的检查,同时要加强对患者的防龋指导。

(三)龋的诊断技术

1.问诊

问诊是诊病的基础。即便已发现的明显龋洞或患者没有明确的主诉,也要认真询问患者对患牙的感觉,以免判断片面或错误。龋洞由于直观,往往容易让人忽略问诊。其实问诊在所有疾病中都是重要的。龋病诊断过程中的询问,除了对患者患牙自觉症状的询问外,还应该针对与龋有关的因素,对患者的整体口腔保健情况有所了解。这样的基本了解有助于接下来制订有效的、针对个案的治疗计划。

2.视诊

首先,应该对待查患牙进行必要的清洁,牙齿表面应无软垢。然后,用气枪吹干表面。观察牙表面色泽的变化,应该在光线良好的条件下进行。如白垩色变、墨浸样变等都是牙体组织晶体破坏而形成的特有光学现象。视诊重点观察边缘嵴、邻面、窝沟、牙颈部的变化。注意利用口镜和调整光照的角度。观察邻面龋的时候,要调整外部光源的角度,让光垂直透过观察区,在舌侧用口镜仔细观察。

3.探诊

使用不同型号和大小的牙科探针,可以发现早期的窝沟龋和发生在邻面的龋。探查邻面时,要从正常牙面开始,注意感觉牙面的连续性。探查邻面牙颈部时,要注意感觉冠部牙釉质向根面牙骨质的过渡。探诊的同时还要感受牙齿硬度的变化。牙齿表面连续性发生变化或牙组织变软,都提示龋的可能性。探诊还有助于判断病变的深度和牙髓的反应。深龋时对探诊一般反应敏感,而死髓牙则对探诊完全无反应。探诊还有助于发现有无露髓。若已经见到暴露的牙髓部分,应避免对暴露部分的进一步探查,以免引起探诊患者的剧烈疼痛。总之,探诊时,动作要轻柔,用力要恰当。

4.X线照相检查

对于视诊和探诊不能确定的龋损或需要进一步确定龋损范围,应照患牙的X线片。需确定是否为邻面龋时,理想的牙X线片应是咬合翼片。龋损部位的密度一般显示较周围正常组织低,但是X线片所显示的病变范围一般都小于临床上实际的脱矿范围。

5.温度诊

温度诊对于确定牙髓的状态很有帮助。正常牙齿表面所能容忍的温度范围一般在20~50 ℃。临床在进行热测试时,一般用超过60 ℃的牙胶棒,冷测试可用自制的小冰棒(直径同牙胶棒)。测试时应放在唇颊或舌面的中部测试,以正常的对侧同名牙或邻牙作为对照。温度诊所测试的是牙髓的状态,受牙组织的厚度影响,因此要遵循上述原则所规定的测试部位。有些情况下,如老年患者,常规的测试部位无法测试牙髓的反应时,则可以根据情况,将温度测试的牙胶棒或小冰棒直接放在牙颈部、咬合面或窝洞内进行测试。

6.光学检查

通过投射光直接检查或荧光反射获取局部图像,可用于发现早期邻面龋。优点是不需照X线片,缺点是灵敏度目前还达不到临床的要求。但此类技术有很好的应用前景。随着投射光源的改进,光学检查有可能部分或全部取代X线检查用于龋的早期诊断。

7.电导检测

根据龋坏组织电导值与正常组织的差别,区别不同深度的龋损。但影响因素多,灵敏度和可靠度均有待改进。

8.龋损组织化学染色

碱性品红可以使变性的胶原组织和细菌着色,从而有助于区别正常的牙本质组织。

9.其他相关技术

目前有许多商品化的测试菌斑产酸性和检测致龋菌的方法,有些已被用于测试个体对龋的危险程度。但由于龋的多因素致病特征,这些方法离临床实用尚有相当距离。

四、临床分类、诊断与鉴别诊断

(一)临床分类与诊断

1.按病变侵入深度的分类与诊断

根据龋坏的深度分类,是最常用的临床分类方法,简单、可操作性强,有利于临床治疗方法的选择。这里,龋作为诊断名词,特指已经形成龋洞但又无牙髓临床病变的状况。临床上分为浅龋、中龋、深龋。但是,浅、中、深3级之间临床上并没有一个十分清楚的界限。

(1)浅龋:发生在牙冠部,牙釉质或根面牙骨质。可以发生在牙的各个牙面,发生在牙冠部,龋的范围局限在牙釉质层,无明显临床症状。龋发生在邻面时,一般可用探针在探诊时发现,或在拍X线片时发现。发生在咬合面窝沟的浅龋,多在探诊时发现。洞口可有明显的脱矿或着色,洞底位于釉质层,用探针探查可以探到洞底,卡探针,质软。发生在牙根面的浅龋,多见于中老年人牙根暴露的情况。表面可呈棕色,质软,探查时可以感觉表面粗糙。浅龋时,一般患者很少有自觉症状,多数是在常规检查时发现。

(2)中龋:病变的前沿位于牙本质的浅层。临床检查时可以看到或探到明显的龋洞,或在行X线检查时发现。牙本质具有小管样的结构,小管内有小管液,受到刺激后可以向牙髓传导,或直接通过埋在牙本质中的成牙本质细胞胞质突传至牙髓,引起相应的牙髓反应,如形成修复牙本质。

中龋时,患者多有自觉症状。主要表现为冷或热的食品进入窝洞,刺激窝洞引起的一过性敏感症状。有一部分患者,龋损发展缓慢,由于修复性牙本质的形成,可无明显临床症状。临床温度诊和牙髓电活力测验时,患牙的反应应该是与正常的对照牙类似。

中龋的诊断要结合患者的牙龄,考虑牙本质的厚度和致密度,处理时应有所区别。刚萌出的牙齿,牙本质小管粗大、渗透性强,病变发展快,修复性牙本质量少,病变距正常牙髓的距离短,即使观察到的病变位于釉牙本质界的下方,其临床症状也会比较明显,处理时仍应特别注意护髓。而发生在中老年人的中龋,常有较多的修复牙本质形成,牙本质小管矿物密度高、渗透性弱,对刺激的反应也较弱。

(3)深龋:病变进展到牙本质深层,临床上可观察到明显的龋洞,患者有明显遇冷热酸甜的敏感症状,也可有食物嵌塞时的短暂疼痛症状,但没有自发性疼痛。探诊时敏感,去净腐质后不露髓。常规温度诊检查时反应正常。

发生在点隙沟裂处的深龋,有时临床上仅可见窝沟口的小洞,但墨浸样改变的范围较大,提示牙本质的病变范围很大。拍咬合翼 X 线片可显示病变范围,但较实际病变范围要小。有时病变沿着釉牙本质界发展,内部病变范围很大,但外部表现很轻。

以上按病变侵入深度的分类方法,有利于临床诊断治疗时使用。但确定治疗方案时,还应同时考虑病变进展的速度、患牙的牙龄等因素。

临床检查记录时,有时也可采取流行病学调查时的记录方法,即五度分类法。其中Ⅰ、Ⅱ、Ⅲ度相应为浅、中、深龋,Ⅳ度龋则相应为已出现自发痛症状或牙髓病变,发生在牙本质深层的龋,Ⅴ度龋则指患牙已为残冠或残根。

浅、中、深龋的分类方法多数是为了临床治疗的方便,如浅龋多数使用简单的充填治疗即可;中龋在保护牙髓的前提下也可进行充填治疗;而对于深龋则需要谨慎处理。除了要仔细鉴别牙髓状况之外,还要特别注意在治疗过程中保护牙髓。

在浅龋成洞之前,病变区仅表现为颜色的改变,而无牙体组织的明显缺损。浅龋常可见于牙的平滑面,擦去菌斑软垢之后,牙釉质表面可以是白垩色,也可以为棕色或褐色改变,但牙表面连续性正常。由于受累牙齿仅有部分脱矿和色泽改变,而没有成洞,此时一般不需手术干预。有人也将这种情况称为早期釉质龋,认为可以通过去除病因和再矿化治疗停止病变继续发展。对于不易判断的窝沟早期龋或可疑龋,应随访,定期检查,一旦发展成洞,则必须进行手术干预。

2.按病变速度的分类与诊断

这种分类方法有利于对患者的整体情况综合考虑,有利于及时采取措施。

(1)急性龋:龋的发展速度可以很快,从发现龋到出现牙髓病变的时间可以短至数周。病变如发生在窝沟,可在窝沟底部沿釉牙本质界向两侧和向牙本质深部发展,则形成临床上不易发现的隐匿性龋。病变部的牙本质质地较湿软,范围较广,容易以手用器械去除。由于进展速度快,可早期侵犯牙髓,就诊时可能已有牙髓病变。检查和诊断时要特别注意。由于发展速度快,病理上很难见到在牙髓腔一侧的修复性牙本质形成。

急性龋多发生在儿童和易感个体。儿童新萌出的牙结构比较疏松,尤其是牙本质中小管数目多,矿物成分少,有利于酸和细菌代谢物质的扩散。而另一方面,儿童期食糖不容易得到控制,口腔卫生的良好习惯没有养成,使局部的致龋力增强。窝沟发育的缺陷,如矿化不全、沟陡深、牙釉质缺如,都使病变发展迅速。成年人中当患有唾液分泌方面的问题,如分泌量过少时,则影响唾液的清洁缓冲功能,使局部菌斑的 pH 较长时间保持在一个低水平,致龋力相对加大,也可出现急性龋的情况。

(2)猛性龋(猖獗龋):特殊类型的急性龋。表现为口腔在短期内(6～12 个月)有多个牙齿、牙面,尤其在一般不发生龋的下颌前牙甚至是切端的部位发生龋。可见于儿童初萌牙列,多与牙齿的发育和钙化不良有关,也可见于患者唾液腺功能被破坏或障碍时,如头颈部放疗后出现的龋损增加或患口干症时。有学者将由于头颈部放疗导致的猛性龋称为放射性龋。

(3)慢性龋:一般情况下龋呈现慢性过程、病变组织着色深、病变部位质地稍硬、不易用手用器械去除。多数情况下成年人发生的龋是这样。由于病程缓慢,在牙髓腔一侧可有较多的修复性牙本质形成。

(4)静止龋:由于致龋因素消失,已有的病变停止进展并再矿化。可见于发生在邻面的早期龋,如果相邻的患牙已拔除,患龋部位可以在口腔咀嚼时达到自洁程度,病变脱矿部位由于唾液的作用而再矿化。也见于磨牙患急性龋潜行发展时,使釉质失去支持,在咀嚼力的作用下破坏、崩溃、脱落,暴露的牙本质呈浅碟状,菌斑不能聚集,病变牙本质在唾液和氟化物的作用下再矿化,病变静止。临床检查时病变部位可以有轻度着色,但质地坚硬程度同正常组织或更硬,表面光亮。

3.按病变发生的组织和部位分类与诊断

(1)釉质龋:发生在牙釉质的龋。由于牙釉质的主要成分是无机矿物羟基磷灰石,脱矿是釉质龋的主要病理表现。正常釉质是半透明的,早期脱矿可以使釉质内部的结晶体光学性质发生变化,也可以使矿物含量降低,微孔增多,使早期釉质龋的光折射率发生变化,病变区呈白垩样色泽变化或呈位于釉质的浅洞。

(2)牙本质龋:病变发展到牙本质的龋。由于牙本质成分中含有较多的有机质,因而致龋过程不同于牙釉质,既有矿物的溶解,还应有胶原蛋白的溶解。有时候,牙本质的脱矿现象可以很严重,但只要胶原蛋白的基本结构存在,一旦致龋因素和受细菌感染的牙本质去除后,仅少量脱矿的部分仍可修复或再矿化。再矿化的牙本质有时可能较正常组织矿化程度要高,如在静止龋时的牙本质。

（3）牙骨质龋：发生在牙骨质的龋，多见于中老年患者因牙周病暴露的牙骨质表面。由于牙骨质是一种类骨的组织，对于牙骨质在龋的状态的破坏机制，至今没有明确的答案。但可以肯定的是，矿物溶解总是先于有机质的破坏的。

（4）根面龋：发生在暴露的牙根表面的龋。多见于中老年人，一部分是由于患者患牙周病而导致牙根较早暴露，另一部分是由于牙周组织的生理性退缩。临床上常可见到有一部分患者，牙冠的部分很少有龋，但到了老年牙根暴露则多龋，提示根面龋的发病机制有可能不同于冠部的釉质龋。

（5）窝沟龋：发生在牙的点隙沟裂处的龋。这种情况多与该处的发育和解剖有关，常见于牙齿初萌的头几年。

（6）平滑面龋：发生在颊舌平滑面的龋。常见于唇颊牙颈部，由菌斑聚集并得不到及时清洁而致。

（7）邻面龋：发生在牙的近远中面的龋。两个相邻的部位是最不易清洁的位置，因而更易患龋。

4.按发病特点的分类与诊断

（1）继发龋：在已有修复体边缘或底部发生的龋。临床可见修复体边缘牙组织着色变软，拍 X 线片显示修复体周围牙组织密度降低。

（2）再发龋：对原发龋病灶修复后在同一牙齿其他部位发生的龋损。用以与继发龋区别。

（二）鉴别诊断

1.与牙齿发育和矿化不良的鉴别

局部的或全身的疾病可导致牙齿的发育和矿化不良，表现为牙表面有实质性的缺损和色泽变化。如釉质发育不全时牙表面可出现陷窝状的缺陷，应与龋齿鉴别。一般这种缺陷呈不规则形、表面有光泽、质地坚硬。发生在咬合面常累及牙尖，而龋则主要累及窝沟。发育不全的缺陷还常发生在前牙的唇面和切缘，容易与龋鉴别。但是，釉质的这种缺陷也可能继发龋，表现为缺陷部位菌斑聚集，牙体组织脱矿变软。导致牙齿发育和矿化不良的非龋疾病还有氟牙症、四环素牙等，多有矿化不良和色泽改变。多数情况下，牙表面组织有光泽、质地硬，容易与龋鉴别。有表面发育缺陷的牙，菌斑不易被清除，也可能成为龋的好发部位。

2.与其他非龋疾患的鉴别

楔状缺损是发生在牙颈部的牙体组织缺损，但病变部位质地同正常组织，且表面有光泽、无菌斑积累。酸蚀症和其他非龋性牙体组织缺损致牙本质暴露，可出现牙本质敏感症,表现为对过冷和过热的敏感,但用暂封性材料覆盖敏感部位后,敏感症状消失。楔状缺损的部位有时也是菌斑易积聚的部位,有时可同时发生龋。

3.深龋与可逆性牙髓炎的鉴别

龋深达牙本质深层,去腐干净后也未露髓,但进行常规温度诊检查时,出现较正常对照牙敏感的反应,如刺激时的一过性敏感症状。询问病史中从未出现自发痛症状,应考虑牙髓充血的可能,可诊断为可逆性牙髓炎。治疗应为间接盖髓观察,暂时充填,待充血症状消失后,再行永久充填。部分可逆性牙髓炎也可能进展为不可逆的牙髓炎。

4.深龋与死髓牙的鉴别

有些情况下,尤其是在急性龋的时候,深龋时的毒素可以在龋还没有到达牙髓的情况下感染牙髓,致牙髓坏死,而患者可以没有临床症状。应通过温度诊、探诊和电活力测试进行鉴别。有时龋的过程缓慢,形成修复牙本质层后,可能降低牙对温度的反应性。遇到这种情况可以将温度诊的部位放在窝洞内进行测试。必要时应拍X线片,观察根尖周组织的情况。

5.深龋与慢性牙髓炎的鉴别

龋可以到达牙本质深层但未露髓,但龋坏过程产生的毒素可以穿过部分脱矿的牙本质刺激牙髓引起牙髓的慢性炎症。慢性牙髓炎一般会有相应的自发痛症状,但也因人而异。对于临床症状不明显的病例,可通过仔细询问病史、温度诊和电活力测试仔细鉴别。如临床有自发痛的经历,温度诊时较正常牙敏感或有延迟性疼痛,则应诊断为慢性牙髓炎。拍X线片有助于诊断。深龋时根尖周膜应该是正常的,而慢性牙髓炎时,有时可见根周膜的轻度增宽。

对于诊断不清或无法确定的病例,可先行间接盖髓治疗,随访观察,确诊后再行永久充填。

五、治疗

龋病的临床特点决定了其治疗方案的特殊性。首先,由于龋的早期主要表现为矿物盐溶解,临床无症状,因此不易发现。其次,龋又是进行性发展的疾病,不能通过组织再生自行修复,形成的龋洞必须由受过专门训练的口腔医师修复。同时,因龋就诊的患者常常存在其他的口腔卫生或口腔保健方面的问题,医师应该在修复局部龋洞的同时,指出患者口腔保健中的问题,指导患者养成好的口腔卫生习惯,使其具备正确的口腔科就诊态度和主动防治早期龋齿的主观意愿。

概括起来,在制订龋的治疗计划时,应该综合考虑。要考虑患者目前的主要问题,及时终止病变发展、防止对牙髓的损害、恢复外观和功能;还必须考虑患者整体的口腔情况,为患者制订个性化的整体预防和治疗计划。同时,要教育指导患者,调动其自身的防治疾病的主观能动性。患者自身对疾病的认知程度对于控制龋齿是十分关键的。治疗一个龋齿,教育一个患者,使其形成良好的口腔保健习惯,是医者的责任。

(一)个案综合分析

1.个案的龋危险性评估

龋病的发病因素很多,但对于每个就诊的患者来说,应该有其特殊或主要的原因。要全面询问患者的饮食习惯、口腔卫生保健方法、用氟情况和全身健康状况,同时要仔细检查患者每个牙齿的发育和矿化程度、牙面菌斑聚集、牙的排列、有无修复体和唾液分泌情况,要对患者当前的龋患情况有完整的了解,结合所收集的资料和已有的知识对其给出综合的龋危险性评估,以便针对性地给患者以具体的指导和制订治疗方案。龋危险性评估要根据患者年龄、目前患龋程度、以往龋病史、牙齿发育排列状态、唾液分泌情况等综合考虑。多个龋齿同时存在、唾液分泌量少、牙齿矿化程度差,都应该被判断为高危患者。一般情况下,根据临床发现,医师可以给出一个大致的个案龋危险性评估意见。更准确的龋危险性评估则是一项长期而复杂的研究工作,需依靠多个数据的综合分析,得出具体的且具有指导意义的龋危险指数。

2.具体而有针对性的饮食分析

尽管糖的消耗尤其是糖的进食频率是与龋齿最为密切的因素,但糖又是人类快速获取能量的最佳来源。因此,笼统地对患者讲不吃糖或少吃糖是起不到防止或减少龋齿的作用的。只有让患者真正了解糖在龋齿发病中的作用,同时具体地与患者共同分析自己在饮食方面存在的问题及患者应该了解和注意的事项,才可能有助于预防和减少龋。要告诉患者什么时候不宜吃糖,如睡前或患口干症;吃糖后应该做些什么,如漱口和刷牙;应该怎样合理安排吃糖,如减少零食的次数;哪些食物更容易产酸致龋,如蔗糖、果糖等;哪些食物不致龋,如蔬菜、肉类等。

3.菌斑控制指导

口腔卫生指导最主要的目的是教会患者自我控制菌斑的方法。让患者知道,洁净的牙面是不会得龋齿的。多数患者都有刷牙的习惯,但多数人做不到有效地清洁各个牙面。医师应该让患者了解哪些部位需要清洁,具体指导患者有效的清洁方法,包括如何使用牙线等。

4.使用氟化物

氟的抗龋作用已为临床实践所证明,要教育每一个患者尤其是龋高危患者,有规律地使用含氟牙膏。对儿童患者和高危患者,还应在每次就诊时,为牙面局部涂抹氟化物,加强抗龋效果。

5.定期看医师

要求患者定期到口腔科医师处检查,以便早发现和处理早期的龋齿。一般患者每年检查一次。对于高危患者要加大频率,最少每年 2 次,必要时每 3 个月 1 次。对于猛性龋的患者除了严密观察外,更应该积极预防和治疗。

龋病的治疗并不复杂,但治疗方案确定前的综合考虑则是一件需认真思考的事情,是对医者综合素质的检验。口腔医师不仅是医者,还应成为口腔医学知识的教育者和传播者。

(二)制订治疗计划

1.告知义务

医务人员要对患者尽到告知义务,使患者充分了解自己口腔患龋的实际情况,了解医师计划采取的措施,知道自己应做的事情和应付的费用。制订治疗计划需要患者或其家属和监护人的参与。

2.处理主诉牙

患者寻医就诊,一般都有主诉症状。医者首先应该针对患者的主诉症状或主诉牙进行诊断并制订治疗计划、采取措施。即使有多发的问题,也必须遵循上述原则。对患龋的牙,如果确定没有牙髓病变的临床表现和 X 线影像表现,可以直接充填修复。如果存在牙髓充血或可疑炎症表现,则最好采取二步法充填,即先将龋坏的组织清理干净,用对牙髓无刺激或有安抚作用的暂时充填材料充填,一至数周后无反应,则可进行永久性充填修复或嵌体修复。对于龋坏范围尚未波及牙髓的病例应尽可能地保存牙髓活力。

3.停止龋的发展

在对主诉牙进行适当的处理后,要针对全口患龋的情况采取措施。对于口腔内同时发现多个牙齿患龋或者患龋呈急性发展的患者,应该采取措施,首先是要阻止龋的发展和蔓延。对于已有的龋洞,首诊时就应尽可能去除干净龋坏组织,以暂时封闭材料封闭窝洞,停止龋的发展。然后,再根据情况逐个修复龋损的牙齿。在处理龋坏牙的同时,应对易感牙齿采取措施,如牙面局部涂氟和窝沟封闭。

4.修复龋损、恢复功能

对于多个牙齿同时患龋的病例,要在停止和控制了龋发展之后,逐个的修复缺损的部分。修复龋病缺损可根据情况选择充填修复或嵌体修复。要根据个案与患者讨论选择修复的方法和所用材料。

5.制订和落实预防措施

治疗期间和治疗后患者的口腔保健情况直接决定牙体修复体的效果和寿命。为此,必须针对患者的具体情况,制订个性化的口腔保健方法。复诊时应该检查患者执行的情况。

6.定期复查防止复发

龋齿的治疗仅靠门诊的工作或只是修复了龋坏的部分是不够的。补了洞,不等于治了病。要求患者定期复查。复查的频率依据患龋的程度和危险性而定。一般间隔应在 6 个月到 1 年的时间。对于个别高危个体,应 3 个月复查1 次。复查时除了检查口腔卫生和患龋情况之外,还应检查患者执行口腔保健计划的情况。

(三)龋损修复治疗的基本原则

对于尚未形成窝洞的早期龋,可以通过去除病原物质、改变局部环境和再矿化的方法予以处理,并应定期复查。对于已形成龋洞的病损,只能人工修复,修复时应该遵循下述原则。

1.生物学原则

去除龋损感染的组织,保护正常牙髓组织不受损害,尽可能保留健康的牙体组织,修复龋损、恢复功能、恢复美观,是治疗龋齿需要遵循的基本生物学原则。

感染的牙齿组织含有大量细菌和细菌毒素,修复前如果不能将其彻底去除,势必会使感染扩散。不能阻止病变的进一步发展,是造成龋复发的主要原因。另一方面,脱矿后的牙体组织渗透性增加,如果存在于洞缘的脱矿牙体组织没有去净,势必使洞缘的封闭性降低,增加微渗漏,增加外界因素对窝洞深部组织的刺激,这是治疗失败的重要原因。

牙本质-牙髓复合体是富含神经的生物组织。目前治疗龋齿时,主要依赖高速旋转的器械去除病变组织和预备窝洞。机械操作时的压力,器械摩擦产生的热,冷却过程造成的组织脱水及治疗所用药物和材料等因素都可能对牙本质-牙髓复合体尤其是牙髓组织造成不可逆的损伤。因此,治疗过程中要特别注意对牙本质-牙髓复合体的保护。对所用器械设备要经常检查,及时更换损坏的部件,如变形的齿轮、钝旧的钻、喷水不准确的手机等。临床操作要十分的轻柔和仔细,避免过度用力、牙齿脱水及长时间切削等。同时,要充分了解所使用的材料和药物特性,避免药物或材料对牙髓的刺激。备好的窝洞应该立即封闭,避免牙本质小管的二次感染。

为了获得良好的通路和固位,龋齿治疗的过程中有时不得不牺牲部分正常的牙体组织。但是,保留健康的组织始终应该是牙体治疗应该追求的目标。粘接修复技术比以往的银汞合金充填术和嵌体修复术能够较多地保留健康组织,是一项十分有前途、需要改进和发展的技术。

2.功能和美学的原则

龋损修复的根本目的是恢复功能和美观。功能的恢复除了外形的考虑之外,咬合的考虑不可忽略。修复完好的牙齿应有良好的咬合关系。对美观的考虑,一是外形,二是色泽。良好的外形和色泽是恢复自然美的两要素。目前的直接粘接修复术和间接嵌体修复术均可达到较理想的美观修复效果。

修复后的牙齿除了自身的外形和色泽之外,还应该与相邻牙齿和组织有良好的生物学关系,不应形成新的食物嵌塞和菌斑滞留区。

3.固位和抗力的原则

修复龋损需用生物相容的材料,这种材料必须与牙齿紧密结合或牢固地存在于窝洞中才可以行使功能。寻求合适的固位方法一直是龋损修复的重点。概括起来,目前获取固位的方法主要有两种,机械固位和化学粘接固位。

(1)机械固位:是应用银汞合金充填术修复牙体组织缺损的主要固位方法。充填前要求制作一定洞形,利用洞形的壁和形状通过摩擦和机械锁扣使充填材料获得固位。为了获得足够的抗力形,对抗咀嚼过程的各种力,充填体必须有一定厚度和强度。然而所有这些都不利于保留更多的健康牙体组织,不是理想的固位方法。粘接修复技术依赖材料与牙齿的化学粘接获取固位,是牙体修复所追求的目标。

(2)化学粘接固位:理想的粘接修复技术只需要全部或部分去除病变的牙体组织,在不破坏健康牙体组织的情况下,利用材料的化学粘接作用获得固位,利用材料的优越物理性能获得抗力。目前,粘接修复技术有了很大的发展。粘接剂的发展,已经突破了单纯粘接牙釉质或牙本质的界限。一方面,一种粘接剂可以同时对牙釉质和牙本质获得类似釉质和牙本质自然粘接的力量;另一方面,充填材料尤其是高分子的树脂类材料通过增加填料和改变填料特性的方法,已经获得基本能够满足咀嚼功能要求的复合树脂。然而,由于粘接修复材料中的基质材料为高分子的聚合材料,所以存在聚合收缩和材料老化的问题。尽管近年来的研究已经在克服这些问题方面有了巨大的进展，相关的材料也有了很大的改进，但是仍需要更多的长期临床观察和临床效果评估。

第二节 牙体硬组织非龋性疾病

牙体硬组织非龋性疾病指非龋性因素引起的牙体硬组织色、形、质的改变，包括氟牙症、牙釉质发育不全、牙本质过敏症、磨损。

一、氟牙症

(一)定义

氟牙症指牙发育期摄入过量氟引起的一种牙齿疾病，可导致牙齿着色，严重的可发生牙釉质缺损，是慢性氟中毒早期最常见的症状，其发病有地区性，常发生在高氟地区出生和成长的人群。新疆和田河流域水氟离子质量浓度明显较高，导致和田大部分地区氟牙症患病率达 30%～50%。不少当地维吾尔族人喜欢喝用昆仑山雪水融化的河水经简单沉淀后煮的茶水，也是和田地区氟牙症高发的原因之一。

(二)病因

1.饮水中氟含量过高

饮水中氟含量过高是氟牙症的主要病因。水氟的最适浓度主要取决于当地的年平均最高气温，在我国一般认为饮水中的氟浓度以 0.5～1.0 mg/L 为宜。

2.其他途径摄入过多的氟

主要包括食物中的氟和烟雾中的氟，通过消化系统和呼吸系统摄入。

3.氟进入人体的时机

氟只有在牙齿发育矿化期进入机体，损害釉质发育期牙胚的成釉细胞才能造成氟牙症。

(三)临床表现与诊断

根据患者的临床表现及高氟地区生活史可对本病作出诊断。

(1)氟牙症临床表现的特点是同一时期萌出的釉质上有白垩色或褐色的斑块，严重者还并发有釉质的实质性缺损。

(2)患牙对摩擦的耐受性差,但对酸蚀的抵抗力强。

(3)氟牙症多发生在恒牙,乳牙少见。

(4)可伴有急性和/或慢性氟中毒表现。

(四)鉴别诊断

本病主要应与牙釉质发育不全相鉴别。

(1)牙釉质发育不全的白垩色斑的边界较为明确,其纹线与牙釉质的生长发育线相平行吻合。氟牙症为长期损伤,故其斑块呈散在的云雾状,边界不明确,并与生长发育线不相吻合。

(2)牙釉质发育不全可发生在单个牙或一组牙,而氟牙症发生在多数牙,以上颌前牙为多见。

(3)氟牙症患者有在高氟地区的生活史。

(五)防治

可通过选择和改良水源预防氟牙症的发生。对已经形成氟牙症的患者,可根据患牙病损的严重程度采用磨除、酸蚀涂层法或复合树脂修复法来改善美观和修复缺损。

二、牙釉质发育不全

(一)定义

牙釉质发育不全指牙发育期受全身疾患、营养障碍或严重的乳牙根尖周感染所导致的牙釉质结构异常,分牙釉质发育不良和牙釉质矿化不良。

(二)病因

1.全身因素

(1)严重营养障碍:维生素 A、C、D 及钙、磷缺乏,均可影响成釉细胞分泌牙釉质基质和矿化。

(2)内分泌失调:甲状旁腺和钙、磷代谢有密切的关系。甲状旁腺功能降低时,血清中钙含量降低,对牙釉质的发育和矿化造成影响。

(3)婴儿及母体疾病:小儿的水痘、猩红热或严重的消化不良等疾病均可对成釉细胞的生长造成影响。孕妇患风疹、毒血症等也可使胎儿在此期间形成牙釉质发育不全。

2.局部因素

乳牙的根尖周严重感染可造成继承恒牙出现牙釉质发育不全,表现为牙冠小,形状不规则,多为灰褐色着色,只累及个别牙,不对称,以前磨牙为多,又称特纳牙。

3.遗传因素

部分牙釉质发育不全疾病存在遗传因素,为 X 性染色体的显性遗传,无性别差异。

(三)临床表现

(1)轻症釉质形态基本完整,存在色泽和透明度的改变,呈白垩色或黄褐色。

(2)重症牙面有实质性缺损,缺损可表现为带状、窝状缺损,严重者牙齿表面呈蜂窝状改变。

(3)在牙釉质集中的前牙切缘和后牙牙尖可表现为切缘变薄,𬌗面牙尖向中央聚拢或消失,釉质呈多个不规则的结节和凹陷,似桑葚状。

(4)受累牙呈对称性,依牙釉质发育不全的部位可推断发生障碍的时间。

(四)防治

牙釉质发育不全是牙在颌骨内发育矿化期间留下的缺陷,并非牙萌出后机体健康状况的反映。对这类患牙再补充维生素 D 和矿物质是毫无意义的。应在牙齿生长发育期,根据病因积极预防其发生。对已经萌出的此类患牙应做防龋处理。

三、牙本质过敏症

(一)定义

牙本质过敏症又称为过敏性牙本质,是指牙受到外界温度、化学及机械等刺激所引起的酸痛症状,其特点是发作迅速,疼痛尖锐,时间短暂。牙本质过敏症不是独立的疾病,而是许多牙体疾病共有的症状。

(二)病因

1.局部因素

牙齿的各种急、慢性损伤均可使牙本质迅速暴露,修复性牙本质尚未形成而造成牙本质敏感。

2.全身因素

一部分牙本质过敏症与全身性因素有关,比如全身应激性增高、身体处于特殊状况或神经官能症等。

（三）临床表现和诊断

牙本质过敏症主要表现为刺激痛，当刷牙、吃硬物，或受到酸、甜、冷、热等刺激时均可发生酸痛，对机械刺激最敏感。在临床上，可通过探诊、温度测验和主观评价等手段检测牙本质过敏症。

（四）治疗

对于牙本质敏感症可使用局部药物或物理方法进行治疗。常用的药物主要有氟化物、氯化锶、氟化氨银、碘化银等。必要时可考虑行充填术或人工冠修复。个别磨损严重而接近牙髓者可考虑牙髓治疗。

四、磨损

（一）定义

由于长期机械摩擦作用，造成牙体硬组织缓慢渐进性丧失称为磨损，分为生理性（咀嚼磨损）和病理性（非咀嚼磨损）2种。

（二）病因

局部因素主要有牙齿本身组织结构的不完善和咬合关系不良，𬌗力负担过重。有吃硬食及粗糙食物习惯或存在咬紧牙、磨牙等不良习惯也可造成牙齿的磨损。一些全身性疾病，如胃肠功能紊乱、神经官能症或内分泌紊乱也可造成牙齿的磨损。

（三）临床表现

均匀适宜的磨损是有益的，可减少侧向力，有利于牙周组织健康。病理性的磨损则可导致程度不同的口腔疾病。如牙釉质部分磨损，可露出黄色牙本质或出现小凹面，可伴有牙本质敏感；磨损达牙本质中层后，牙髓可由于长期刺激而发生渐进性坏死或髓腔闭锁；磨损不均可导致锐利的牙釉质边缘和高陡的牙尖，可出现食物嵌塞、创伤性溃疡等疾病；全口牙齿磨损严重可导致颌间距离过短，从而引起颞颌关节病损。

（四）治疗

（1）去除和改正引起病理性磨损的原因。

（2）对症治疗食物嵌塞、牙本质过敏症等。

（3）对不均匀的磨损需要适当地调𬌗，磨除尖锐的牙尖和边缘。

（4）有牙髓根尖周病时，按常规进行牙髓病和根尖周病的治疗。

牙髓疾病,特别是牙髓炎,多由细菌感染引起。此外,一些化学因素和物理因素也会引起牙髓疾病。除非牙体承受极强烈的刺激,一般情况下,只有牙体组织病变达到牙髓或接近牙髓时,才发生牙髓疾病。例如龋齿病损发展到接近牙髓、覆盖牙髓的牙本质厚度<0.3 mm时,龋洞中的细菌产生的毒素便会刺激牙髓,引起牙髓炎。若覆盖牙本质厚度<0.2 mm,则细菌也可以进入牙髓。一些长期、较弱的刺激,常引起牙髓变性。

第三节 牙 髓 病

一、病因

(一)细菌感染

细菌感染是牙髓病的主要病因,侵入髓腔的细菌及其毒素是牙髓病变的病原刺激。细菌侵入的途径多数从冠方进入,也可经由根尖孔、牙根的侧副根管逆向进入髓腔。此外,感染还可以从血运到达牙髓中。侵入牙髓的细菌主要来自口腔菌系,以兼性厌氧菌为主,牙髓的感染多为混合性感染。细菌进入牙髓后,产生许多破坏牙髓组织的酶及内毒素,造成牙髓代谢紊乱、血管舒缩功能紊乱及免疫反应等。

现将细菌进入牙髓的可能感染途径列举如下。

1.从冠方经牙体感染

这是牙髓感染发生最多次、最主要的途径。当牙釉质或牙骨质的完整性被破坏时,细菌可由暴露于口腔中的牙本质小管进入牙髓,或由裸露的牙髓直接侵入,引发牙髓的感染。

(1)深龋:接近牙髓或已到达牙髓的深龋洞,是牙髓最常见的感染途径。

(2)外伤引起的牙折:若折断面已暴露牙髓,或非常接近牙髓时,细菌可直接或通过损伤处的牙本质小管进入牙髓。

(3)楔状缺损:是一种慢性损伤,常常在髓腔相应部位形成修复性牙本质,甚至有修复性牙本质堆积在根管口形成牙本质桥,但一般不能严密封闭。因此,楔状缺损引起牙髓感染时,缺损的深度多已接近牙颈部唇(颊)、舌径的一半。

(4)畸形中央尖:发生在前磨牙上的畸形中央尖很容易折断,有的在牙齿萌出刚与对殆牙齿接触时即折断,有的由于磨耗,中央尖内突出的髓角很快暴露。不论是折断还是磨耗暴露髓角,都成为牙髓感染的途径。因此,畸形中央尖导致的牙髓感染多发生在儿童时期,往往是在牙根尚未完全形成的时候。

(5)畸形舌侧沟:多发生在上颌侧切牙,有时也可发生在中切牙。如果沟底缺乏牙釉质,而牙本质也很薄时,或沟底继发龋齿,细菌都可能侵入牙髓。

(6)严重的磨损:殆面严重磨损的患牙,往往在髓室顶处形成大量的修复性牙本质,也往往在髓角处形成纤细而突出、不含牙髓组织的间隙,这种结构容易暴露髓腔,成为感染途径,而且不易查出,应当加以注意。

(7)微裂:牙齿微裂纹达到牙髓时,便成为牙髓的感染途径。微裂的微缝中常并发龋坏,易成为牙髓的感染源。微裂多发生于磨牙,尤以上、下颌第一磨牙多见。

2.从牙根逆向感染

(1)牙周炎时的深牙周袋:在深达根尖或接近根尖的牙周袋内,感染可以通过主根管或侧副根管的根尖孔侵犯牙髓,引起逆行性牙髓炎。磨牙根分叉处多有来自髓室底的侧支根管开口,牙周病变波及到根分叉时,感染通过这些细小的侧支引起相应部位牙髓局限的炎症,常在侧支根管口处形成凝固性坏死,并发生钙化。

(2)牙根裂:牙根发生纵裂时,往往在根裂缝的相应部位形成窄细而深的牙周袋,这种袋内的感染可以通过根裂缝直接进入牙髓。

3.血源性感染

菌血症或脓毒血症时,细菌可能随血运进入牙髓,引起牙髓感染,此种情况极为少见。此外,牙髓发生非感染性病变,如牙髓变性时,易发生血源性的继发感染。外伤使根尖部的牙髓血管折断、扭转,发生血液循环障碍而使牙髓坏死时,多发生血源性的继发感染。

(二)化学刺激

在治疗龋齿时,使用刺激性强的药物,如酚、硝酸银等窝洞消毒剂,尤其是用于深龋洞内,常引起对牙髓的刺激,使牙髓发生病变。在用复合树脂充填时,直接在牙本质上进行强酸蚀,刺激牙髓而发生病变。近髓深洞用调和较稀的磷酸锌黏固剂垫底,其凝固前的游离酸对牙髓有刺激作用。因此,使用消毒剂或充填材料不当,都会造成对牙髓的刺激,使牙髓发生不同的病变,如牙髓变性、牙髓炎,甚至牙髓坏死。在日常生活中,过酸的食物,如未成熟的果酸,常常引起牙齿感觉过敏。如果牙本质暴露,接触酸、甜食物时也会产生牙齿敏感,这是因为化学刺激引起牙髓充血所表现的症状，为可复性反应。但是在牙体病损接近牙髓时，这些化学刺激也会引起不可复性的牙髓炎症反应。

(三)物理因素

1.温度

较强的温度刺激会引起牙髓反应，无损伤的牙齿接受口腔黏膜能耐受的温度时，一般不会引起牙髓严重的反应。但温度骤然的改变，如饮热茶、热汤后，立即进食过冷的食物，便会引起牙髓充血，甚至转化为牙髓炎。临床上，对牙髓的温度刺激主要来自制备窝洞时操作不当，产生过热的高温刺激牙髓，如持续不断地切割牙齿组织，或窝洞内有唾液，在钻磨时，磨下的牙齿组织粉末与其混合成糊状，不易散热；使用高速钻时无降温措施，或从一点深入，使喷水不能抵达钻针，这些都会造成对牙髓的严重损伤。使用气涡轮机制备窝洞时，即使在降温条件下轻轻点磨，当磨至牙本质厚度的近髓1/3时，便会产生严重的牙髓反应，不过这种反应可以没有临床症状，日后也会产生第三期牙本质。在进行银汞合金充填时，深洞未采用护髓措施，直接将合金充填在牙本质深层，金属便会传导温度刺激牙髓。

2.电流

电流也会刺激牙髓，如使用活力电测试仪器不当，瞬时电流过大。少数情况下，若口腔中存在2种不同的金属修复体，当唾液作为电解液而产生微电流，尤其是当2种金属较为接近或在咬合时接触，就会引起疼痛，长时间后也可以引起牙髓炎。

3.压力、创伤

压力和创伤也会对牙髓造成损伤。预备窝洞时，钻磨牙本质或手用器械所施加的压力，对牙髓都有不同程度的刺激。用空气吹干窝洞时，可造成牙本质脱水，刺激牙髓。急性外伤，如撞伤或摔伤，可使牙髓组织在根尖孔处部分或全部撕断，引起牙髓炎症或坏死。长期接受较轻的创伤，如咬合创伤，常引起牙髓充血，日久可因血液循环障碍而形成牙髓坏死。

4.其他因素

牙髓疾病除上述发病因素外，还有一些牙髓病变原因不明，如牙髓钙化、髓石的形成，虽然多见于用氢氧化钙作护髓剂保存活髓的患牙，但许多髓石都未发现明确的原因。牙髓纤维性变也未查出确切的原因，只是在有咬合创伤及牙周病的患牙多出现这种病变。牙内吸收也属原因不明，可能与炎症和创伤有关，活髓切断术后的患牙和外科正畸后的患牙也常见有牙内吸收的发生。

二、分类

(一)病理学分类

在组织病理学上,一般按照牙髓的状态分为正常牙髓和病变牙髓 2 种。正常牙髓在组织学上变异很大,所谓"正常牙髓"和各种不同类型的"病变牙髓"常存在着各种移行阶段和重叠现象。对于病变牙髓一直沿用如下分类。

(1)牙髓充血:生理性牙髓充血、病理性牙髓充血。

(2)急性牙髓炎:急性浆液性牙髓炎、急性化脓性牙髓炎。

(3)慢性牙髓炎:慢性闭锁性牙髓炎、慢性溃疡性牙髓炎、慢性增生性牙髓炎。

(4)牙髓坏死。

(5)牙髓退变:空泡性变、纤维性变、网状萎缩、钙化。

(6)牙内吸收。

(二)临床分类

在临床工作中,对于不构成临床症状的各种牙髓退行性变无需进行临床上的诊断和处理,对于能够明确判断的牙髓坏死和牙内吸收也无诊断的多重性。但对于牙髓炎,临床医师需要对牙髓的病理状态及其恢复能力作出正确的估计,以判断哪些患牙可通过实施一些临床保护措施得以保留其生活状态,哪些患牙则必须摘除牙髓进行完善的治疗。从临床治疗的角度出发,对牙髓病理状态的推断实际上只对治疗方法的选择提供一个参考。因此,临床上根据牙髓病的临床表现和治疗预后分类如下。

(1)可复性牙髓炎。

(2)不可复性牙髓炎:急性牙髓炎,包括慢性牙髓炎急性发作;慢性牙髓炎,包括残髓炎;逆行性牙髓炎。

(3)髓石。

(4)牙内吸收。

(5)牙髓坏死。

三、病理变化

牙髓组织内的血液循环丰富,但血液循环和淋巴循环都只能通过狭小的根尖孔,且为终支循环,缺乏侧支循环。因此,牙髓对外界刺激而产生的病理变化往往发展为难以恢复的后果。例如,发生牙髓炎时,即使除去刺激,炎症也难以康复。牙髓血管的管壁较身体其他部位薄，一般牙髓小动脉管壁的厚度相当于身体其他部位毛细血管壁的厚度。在成牙本质细胞下层，有大量毛细血管网，对外界刺激反应灵敏，如果牙髓发炎，毛细血管压力增加，血管内渗出的液体也增加，炎症区的压力增大。但由于牙髓的无定形基质有一定的黏稠度，髓腔内由刺激引起的压力增高，常常局限在病损牙髓的局部，而不能分散到整个髓腔内。这样，炎症受到局限而不易扩散。由于牙齿增龄变化，老年人牙髓基质的黏稠度减低，相对而言，老年人患牙髓炎时，炎症所产生的压力较易扩散，易造成弥散性炎症。但因牙髓纤维增多，血液供给减少，炎症进展速度缓慢，根尖孔缩窄，炎症不易扩散到根尖周区。牙髓炎时，炎症渗出物不断增多，组织压不断增高，牙髓腔缺乏弹性，缺少可供渗出物停留的空间，从而使牙髓腔内微循环的静脉部分发生阻塞，造成局部组织的低氧或无氧，发生组织坏死。坏死组织将释放出更多的破坏性产物，使更多的毛细血管通透性增加，更多的液体从毛细血管渗出，组织压也进一步升高。如果反应较为局限，除去刺激后，局部可能有个别细胞或少数细胞坏死，坏死的细胞处有钙盐沉积，从而作为钙化中心，在髓腔内形成大小不等的髓石。炎症牙髓的恢复，与血液供给有密切关系，例如发生在磨牙髓室底处侧支根管的逆行感染，常在其侧支根管口处形成局灶性牙髓炎，由于对牙髓主要血液循环的影响不大，常常只在炎症的局部发生凝固性坏死，坏死组织随即钙化。由邻面颈部龋引起的牙髓炎，其损伤发生在主根管口附近，冠髓的血液循环将受到影响，即便在炎症早期采取盖髓治疗，也难使冠髓恢复。

(一)牙髓充血

牙髓的毛细血管对外界反应敏感，在牙体硬组织病变发展到牙本质深层，尚未暴露牙髓时，便可以发生牙髓充血，这时牙髓的血管扩张、血液充盈，血管壁的通透性增加，但尚无炎症细胞浸润。这种牙髓充血反应的病理变化是可以恢复的，只要除去刺激，便可消除充血引起的变化。

如果血浆渗出增多，牙髓发生水肿，充血便会发展为炎症。由于牙髓接受刺激多为长期缓慢的刺激，牙髓多表现为慢性炎症，但在刺激强度加大或机体抵抗力降低时，慢性炎症便会转化为急性炎症。临床病例多见由慢性牙髓炎转化为急性牙髓炎者，单纯的急性牙髓炎少见。急性牙髓炎在致病毒力减弱或身体抵抗力增强时，或经过不彻底的治疗，又可以转化为慢性牙髓炎。

(二)急性牙髓炎

急性牙髓炎可分为浆液性和化脓性炎症。

1.急性浆液性牙髓炎

病理变化是血管扩张、充血,血浆由血管壁渗出而形成牙髓组织水肿,并有多形核白细胞渗出。在炎症组织相应部位的成牙本质细胞坏死。由慢性牙髓炎转化为急性牙髓炎时,除主要为多形核白细胞外,仍可见到慢性炎症细胞浸润。牙髓炎症可以局限在冠髓,也可以弥散至全部牙髓。

2.急性化脓性牙髓炎

表现为大量的白细胞浸润,在浸润中心区白细胞坏死、液化,形成脓液充满于脓腔中。可能形成一个或几个小脓腔,特别是在由慢性闭锁性牙髓炎转化为急性化脓性牙髓炎时,多呈散在的小脓腔遍布于冠髓和根髓。相应部位的成牙本质细胞坏死。

(三)慢性牙髓炎

慢性牙髓炎的病理变化有 3 型,即慢性闭锁性牙髓炎、慢性溃疡性牙髓炎和慢性增生性牙髓炎。慢性牙髓炎时,除有慢性炎症细胞浸润外,常有局部组织增生或变性。

1.慢性闭锁性牙髓炎

病理变化为组织中出现大量的淋巴细胞,并有新生的血管增殖。有时病变部位的牙髓可以被结缔组织包绕而局限。如果细菌毒力没有增强,外界又无新的感染侵入时,被包绕的病变暂时不会向周围发展,而在较长时期内维持这种状态。但是当身体抵抗力降低或病源毒力增强时,也可以转化为急性牙髓炎。若长期处于慢性状态,牙髓组织也可以发生退行性变,或牙髓逐渐坏死。慢性闭锁性牙髓炎还可以表现为遍布于牙髓中的许多局灶性坏死。

2.慢性溃疡性牙髓炎

覆盖牙髓的硬组织受到破坏(多为龋齿引起),使牙髓外露,形成溃疡。溃疡表面为坏死组织,其下方牙髓中,血管充血,有大量淋巴细胞浸润,再下方则纤维组织增多,还可能出现钙化物沉积,似有使露髓孔愈合的趋势,但事实上这些不规则的钙化物并不能修复穿孔。慢性溃疡性牙髓炎在治疗时拔除的牙髓,肉眼观察呈条索状,近穿孔处的牙髓呈暗红色,深层为淤血状红色,更深部则为粉红色,而近根尖处则为半透明的白色条索,接近正常牙髓的状态。晚期,患牙的根尖周组织多因炎症产物经过根髓的血管或淋巴管的传导而感染,常有轻微炎症。在这时拔除的牙髓,则变为糟脆、全部淤血的状态。

3.慢性增生性牙髓炎

较为少见,一般发生在年轻患者,患牙有破坏较宽广的龋洞,并有较大穿髓孔。由于根尖孔较大,血供较好,其病理变化表现为牙髓组织增生,并转化为炎症性肉芽组织,由穿髓孔突出于龋洞中,形成牙髓息肉。其中有大量炎症细胞浸润,并有丰富的血管,但神经纤维很少;息肉表面有上皮细胞覆盖,息肉上皮是由口腔黏膜脱落的上皮细胞附着在肉芽组织表面增殖而成。息肉深部的牙髓组织也多转化为炎症肉芽组织,并可合并有牙内吸收。根尖周组织也可有慢性炎症细胞浸润。

(四)逆行性牙髓炎

逆行性牙髓炎的炎症反应开始于根髓,由于长期经受牙周感染的刺激,并因牙齿松动后继发的咬合创伤,常在发生炎症之前牙髓已有变性。由于炎症开始于根髓,易导致牙髓坏死。但多根牙的冠髓血运仍可来自牙周病变较轻的根尖孔,只形成个别根髓坏死。

(五)残髓炎

残髓炎是指既往不彻底的牙髓治疗使根管中遗留残剩的根髓,残髓组织中有慢性炎症细胞浸润。

(六)牙髓退变

慢性、较弱的刺激常引起牙髓变性。例如慢性咬合创伤、磨损、侵蚀等的患牙,牙髓多有退行性变。另外,生理性的增龄变化,也可使牙髓退行性变。即组织发生营养不良,纤维增多,细胞血管减少,牙髓活力也减退。有的慢性刺激,能使牙髓组织中形成一些小的钙化物,或多或少的散在于牙髓组织中,称为髓石。小的髓石可由钙盐继续沉积而增大。髓石还可以表现为细小沙粒状,布满于牙髓组织中。钙盐在牙髓组织中沉积可以使牙髓腔堵塞、闭锁。但是对 X 线片上无根管影像的牙齿进行组织学观察,发现其根管不是完全闭锁,而在大量钙盐沉积物中有极细小的间隙,其中还有残存的牙髓组织,细胞可能已坏死,并继发感染,引起根尖周炎。若钙盐沉积很快,常有牙髓细胞被包埋在钙化物质中,称为骨样牙本质。

(七)牙内吸收

牙髓受到某种刺激后,还可以发生肉芽性变,即牙髓组织转化为炎症肉芽组织。小血管增殖,大量炎症细胞浸润,近髓腔壁处的肉芽组织分化破牙本质细胞,将髓腔壁吸收为不规则的陷窝状,陷窝内可以发现破牙本质细胞。牙内吸收的机制尚不十分清楚,可能与牙髓的肉芽性变和前期牙本质、成牙本质细胞损伤有关。目前对牙内吸收的解释如下:牙髓组织的某一局部分化出类似破骨细胞的多形核巨细胞,因其持续性吸收牙本质,又称其为"破牙本质细胞"。它在行使吸收牙根的功能时,需与细胞外一种含有精氨酸-氨基乙酸-天冬氨酸(RGD)序列的蛋白位点结合后才能启动吸收。RGD蛋白位于组织矿化面的钙盐晶体上,正常情况下,成熟的牙本质和牙骨质中才含有此种蛋白,而未矿化的前期牙本质和成牙本质细胞层均不存在这些蛋白位点。因此,前期牙本质和成牙本质细胞层成为防止内吸收的重要屏障。当这些组织、细胞受到损伤,在炎症存在的情况下,刺激破牙本质细胞活性,结合到暴露的RGD位点,则启动吸收过程。

(八)牙髓坏死

炎症和退行性变的继续发展,常导致牙髓坏死,即牙髓炎的最终归宿是牙髓坏死。一些退行性变的结果是有大量纤维增生,而细胞数目和体积明显减少,逐渐失去活力,转化为渐进性坏死。镜下可见大量干化的纤维、小而稀疏的细胞,不存在血管。渐进性坏死在即将失去活力时,有时有继发感染而合并牙髓炎症。一般牙髓坏死后,组织随即分解,在镜下呈无结构状。

四、临床诊断

临床上许多既没有自觉症状也没有不良反应的牙齿,其牙髓也可能存在着组织病理变化,其中最常见的是牙髓退行性变。这些牙髓的变化并不损害牙齿的功能,没有临床诊断及治疗意义。另外,在临床诊断和治疗时,无法采用活体组织检查,即使是治疗过程中切断或拔除的牙髓,由于手术对组织的损伤而难以得到准确的组织学诊断,而且是治疗后才取得的诊断,对指导治疗的意义不大。故牙髓疾病不能利用组织学手段来确诊。目前对牙髓病的诊断仍是临床诊断,虽然与病理学诊断的吻合性尚有差距,但用以指导治疗的设计是很有价值的。牙髓病的临床诊断要点是确诊牙髓病的类型和确定患牙。要准确地诊断牙髓病、特别是确定牙髓炎患牙,应当采用三步骤的诊断方法,即分步骤、循序渐进地从初步印象到准确判断,排除其他可能性,验证判断的准确性,以求不发生误诊。

(一)了解患者的主诉症状

牙髓炎时患者具有一定特性的疼痛,通过询问患者病史可以了解到疼痛的性质、严重程度等,从而判断所发生的疼痛是否可能来自牙髓炎患牙。牙髓炎症状的初期,牙髓处于充血状态,温度刺激尤其是冷刺激可以引起极敏感的一过性疼痛,刺激去除后,疼痛很快消失,且疼痛范围局限。这时还未出现自发痛,这种初期的病变一般是可以恢复的。是否出现自发痛也是区别牙髓炎是否可复的标志之一。可复性牙髓炎时只有温度刺激痛,到了不可复性牙髓炎时,不但温度刺激痛加重,还存在有自发痛。不可复性牙髓炎时的自发痛为阵发性发作,交替出现疼痛与间歇。一般多在夜间发作,发作时间与间歇时间的长短不定,每天发作的次数也不定,一般在急性炎症时发作频繁。疼痛不局限在患牙,为放散性痛(牵涉痛),一般放散区域的大小与牙髓病变的范围有关,当牙髓组织内有散在、广泛的病变时,放射痛的区域也广泛。这时,温度刺激将引起持续时间长、且呈放散性的剧痛。如果发展到牙髓坏死,患者会从温度刺激引起剧痛转变为对温度刺激没有反应。如果患者诉说的疼痛症状符合以上性质,便可初步判断为牙髓病引起的疼痛,并进行第二步骤的检查。

(二)查病因

排查有无可能引起牙髓病的患牙。首先检查疼痛侧牙齿有无引起牙髓感染的途径,检查是否存在近髓或已达牙髓的深龋洞,特别要注意龋病好发而又较隐蔽的牙面,如牙齿邻面颈部、排列不整牙齿相邻的牙面、潜行性龋等。同时要检查其他非龋牙体疾病造成的感染途径,并根据病史询问和检查判断有无接受过有刺激的消毒药物或充填材料,从治疗时间和治疗过程中患者的感受考虑是否接受过有强刺激的治疗操作或检查。如果发现有上述可能发生牙髓病的患牙存在,便可得到进一步的判断,即牙髓病的可能性很大。如果只查到一个明显的可疑牙齿,不再寻找其他可疑牙,也不进行进一步检查就草率地认为确诊无疑,常导致误诊。即使确实只存在一个可疑牙,也应进行第三步骤以验证判断的准确性。如果存在几个可疑的患牙,或未发现可疑牙,都应进行进一步的检查,结合第三步骤综合分析和判断,以取得准确的诊断。

(三)确定患牙和验证是否患牙髓炎

患急性牙髓炎时,疼痛呈放射性,患者往往感觉到疼痛的牙位不是真正的患牙,而且疼痛的部位不是局限的,包括较宽的区域。一般放射的区域在同一侧,只有前牙有时放射到对侧。放射痛给诊断患牙增加了困难,如不反复验证,易导致误诊。牙髓炎时,牙髓对温度刺激的反应有了改变,即牙髓的感觉更灵敏或变为迟钝,故可以利用温度测试来验证是否患牙髓炎,同时确定患牙,因此第三步骤即可用温度测试来判断。可用冷或热测试牙面,冷测可用小冰棒放在牙面上试验,观察牙齿反应。也可用小棉球蘸化学挥发剂,如四氟乙烷、氯乙烷或乙醚,放在牙面上测试。热测可将牙胶棒加热后进行测试。牙齿对温度的反应受年龄、病变等的影响,个体差异也大,没有可供参考的指标,故必须以个人的正常牙作对照,从对比中判断测试牙对温度的反应。最好先试对照牙,再试可疑牙。选择对侧同名牙为对照牙较好,如果同名牙丧失、有病变或有修复体,可选用对侧牙中与可疑牙萌出时间接近、体积相当的牙齿。一般在牙齿的唇、颊面测试,后牙舌面亦可。因为这些牙面不受磨耗等的影响。选择测试牙面时,应当是没有病损或充填物的牙面。测试对照牙与测试可疑牙时,两者被测试的条件应尽量一致,例如在相应的牙面、用相同的测试法、用相同的刺激强度等,以便于对比。禁用两个可疑的牙齿互相对比,也不要在无对照的情况下仅只根据患牙对测试的反应判断患牙状态。试验结果可以有以下几种反应:①正常,出现短暂的轻度感觉反应(如凉、热,刺激传入等),该反应随刺激的撤除而立即消失,患牙的反应程度和时间与对照牙相同。②敏感,反应速度快,疼痛程度强,持续时间长。一过性敏感,指测试牙对温度刺激(尤其是冷刺激)反应迅速而短暂,有轻度痛觉,一般为可复性牙髓炎的反应;激发痛,指测试时引起较剧烈的疼痛,且持续较长时间,一般为急性牙髓炎;有的急性化脓性牙髓炎,热刺激引起剧痛,冷刺激反而使疼痛缓解。③迟钝,测试后片刻才有反应,或施加强烈刺激时才有微弱的感觉,有时在测试片刻后感觉一阵较为剧烈的疼痛,称为迟缓反应性痛。多发生在慢性牙髓炎或部分牙髓已坏死的病例。④无反应,反复测试,加大刺激强度均无反应,一般为失去牙髓活力的死髓牙或经过牙髓治疗的无髓牙。温度测验的结果一般都很明确,大多数病例都能确诊。有的病例较难判断时,要结合其他所见,反复检查、综合分析,方能取得正确的结论。

电活力测验用于反映患牙牙髓活力的有无,不能指示不同的病理状态。在相同的电流输出挡位下,测试牙与对照牙的电测值之差>10时,表示测试牙的牙髓活力与正常有差异。如电测值到达最大时测试牙仍无反应,表示牙髓已无活力。因此,临床上对电测反应的描述仅为正常和无反应。在临床应用时还要注意电测反应的假阳性和假阴性问题。刚萌出的牙齿和新近外伤患牙电活力测验常有假阴性现象出现。

有些患牙在尚未发现明显的牙体病变时诊断较为困难,可先行叩诊,患牙多有较为异常的反应,这时再行温度测验便能锁定患牙。有的病例需要进行X线检查,有助于发现邻面龋和潜行性龋,可以判断牙根裂、牙根吸收、牙内吸收和髓石等。当上、下颌都存在可疑牙齿,温度测验又难以确定时,可用麻醉法鉴别,即行上颌或下颌的麻醉,如麻醉后疼痛消失,则患牙在被麻醉的一侧。两颗牙齿同时患牙髓炎且均出现剧烈疼痛症状的情况较为少见,在诊断时必须慎重。有极少数病例的诊断十分困难,可行诊断性治疗,如难以辨别是可复性牙髓炎还是不可复性慢性牙髓炎时,可先采用护髓治疗,从疗效判断所患牙髓病属于前者或后者。不能分辨是三叉神经痛还是髓石引起的痛时,可行牙髓治疗,从治疗效果确诊。

五、临床表现、诊断和治疗

(一)可复性牙髓炎

可复性牙髓炎是牙髓的早期炎症,这一阶段的病理变化以牙髓充血为主,当刺激去除后,充血状态可以逆转。可复性牙髓炎有明确的临床诊断指征,对保存牙齿的活髓有重要意义。

可复性牙髓炎多由深龋引起,其他牙体病损波及到牙本质,或接受过度的温度刺激时,也会引起可复性牙髓炎。此外,咬合创伤使根尖部牙周膜充血、水肿,也可以波及到牙髓,引起充血,出现可复性牙髓炎的症状。

1.临床表现

患牙遇温度刺激尤其是冷刺激时有痛感,刺激除去后立即缓解。患牙无自发痛,温度刺激引起的反应性痛也较轻,疼痛范围多局限在患牙,一般不放射到较宽的区域。

2.诊断

根据临床症状,即没有自发痛或自发痛史,检查时多有深龋洞,且除去龋坏牙本质后也未暴露牙髓;或者存在咬合创伤,有早接触的牙齿;或有创伤史;温度测验时,特别是用冷试验时,反应迅速、短暂,刺激痛区域较局限,又称作一过性敏感。

3.治疗

可复性牙髓炎的治疗原则是除去病因、隔绝刺激、保护牙髓,病变则自行恢复。对深龋引起的可复性牙髓炎,可在除去龋坏牙本质后,采用间接盖髓术。对于外伤造成牙体折断近髓者,可先用氢氧化钙制剂护髓,玻璃离子水门汀覆盖折断面,待症状消失后,再行修复治疗。对𬌗创伤引起的可复性牙髓炎,可进行调𬌗处理。过冷、过热或过酸的食物引起的可复性牙髓炎,则不需处理,但患牙要避免接受刺激。

(二)急性牙髓炎

不可复性牙髓炎往往继牙髓充血而来,其病理变化不能恢复。当刺激较弱,机体抵抗力较强时,牙髓充血多发展为慢性牙髓炎;一旦机体抵抗力低或刺激加重时,则发展为急性牙髓炎。临床常见的急性牙髓炎多由慢性牙髓炎转化而来。

1.临床表现

急性牙髓炎的患者常常因为发生剧烈疼痛而就诊,多半因深龋洞内的感染进入牙髓,发生牙髓的急性炎症所致。慢性牙髓炎急性发作的患者在就诊前大多曾有过受到温度刺激或化学刺激时发生疼痛的病史,有的也可能有过自发痛史。急性牙髓炎的疼痛性质主要具备以下特点。

(1)自发性痛。在不接受任何刺激时,忽然发生疼痛。特别是在夜间,入睡后会因牙痛而醒来,或因痛不能入睡。自发痛可能是因为牙髓炎症灶局部压力增高,压迫牙髓痛觉神经末梢而引起的,也可能是由牙髓神经受炎症产物的刺激而引起的。夜间,尤其是平卧时,头部血流增加,髓腔内由炎症引起的压力也增大,因此夜间疼痛较日间重。自发痛的剧烈程度受病变性质、范围等的影响,如化脓性炎症,或病变范围较大时,疼痛较为剧烈。有的急性牙髓炎患者,疼痛发作时,颇有痛不欲生的感觉,这时,如钻开患牙牙髓腔,会有大量脓血由穿髓孔溢出,并且疼痛会立即缓解。当牙髓炎出现自发痛时,说明牙髓已有明显的急性或慢性炎症。

(2)阵发性痛。疼痛为阵发性发作,即疼痛发生时,有剧烈难以忍受的牙痛,但在一阵疼痛之后,有一个不痛的间隔时期,疼痛发作与间歇的时间长短不定。病损较重者,疼痛发作的时间长,间歇期短。当牙髓组织发生严重的化脓性病变时,疼痛会非常剧烈,可能为连续不断的疼痛,但仍具有不同轻重程度的交替间隔,即在一直疼痛的情况下,有阵发加重的现象。

(3)放射痛(牵涉痛)。疼痛部位不只局限在患牙,而是放散到颌面部、头颈部较广的范围。放射区可以包括患牙在内,也可以不包括患牙。有时上颌牙齿发生牙髓炎,而患者感觉是下颌牙痛;前牙患病,也可能感觉后牙痛。这种特性增加了判断患牙的困难程度,诊断时应加以注意。研究发现,支配大鼠上、下颌第一磨牙牙髓的神经元在三叉神经节的分布区存在着明显的交叉与重叠现象,并发现大鼠在三叉神经节内有的神经元可主管两个牙齿的感觉。这些事实可能部分地解释牙髓炎发生放射痛的机制。对294例牙髓炎的放射痛情况的调查发现,患牙位置与放射痛发生的部位有一定的规律性,但也存在着许多重叠现象。不同的牙可有共同的放射区,而不同的放射区又可能来自一个牙齿。全口任何一个牙齿都可以放射到颞部,前牙痛可以放射到后牙,后牙痛也可以放射到前牙。放射痛与患牙疼痛程度有关,牙痛剧烈时,放射区的范围广泛;牙痛减轻时,放射的范围缩小。此外,放射痛是患者的主观感觉,受其主观因素的影响,因此放射痛的部位,只能作为临床诊断时的参考,不能作为临床诊断的依据。大多数患牙放射的部位都牵连另外的牙齿,因此容易造成对患牙的误诊,应当加以注意。除了少数前牙外,一般放射痛不牵连对侧牙颌区域。

(4)温度刺激引起或加重疼痛。牙髓炎时冷、热刺激都可以引起疼痛,若在疼痛发作时接受冷、热刺激,则可使疼痛加剧。有些化脓性牙髓炎或部分牙髓坏死的患牙,对热刺激极为敏感,比口腔温度略高的刺激即可引起剧痛,而冷刺激则能缓解疼痛。临床常见有患者自行口含冷水止痛的现象。牙髓炎疼痛与牙髓腔内压力增高有密切关系,正常牙髓腔内压力约 1.3 kPa(10 mmHg)。牙髓炎时,在炎症灶的局部压力增高,若达到 2.0 kPa(15 mmHg)时,则炎症为不可逆反应。牙髓炎时,疼痛阈值降低,正常牙齿能耐受的刺激也可以引起疼痛。热刺激使血管扩张,牙髓内的压力增高,压迫神经引起疼痛。热刺激引起牙本质小管中的液体流动即可以引起疼痛。冷刺激引起疼痛是因为冷使牙釉质收缩,牙釉质与牙本质膨胀系数的不同,产生不相应的体积改变,激发痛觉神经产生疼痛。当牙髓化脓或部分坏死时,则牙髓周缘的疼痛感受器已不存活,因而冷刺激不引起疼痛,并能使牙髓深部的血管收缩,降低牙髓内压力而缓解疼痛。

2.诊断

急性牙髓炎时,常常具有典型的疼痛症状,诊断并不困难。但由于存在放射痛,增加了确诊患牙的难度。应仔细分析,反复验证,避免误诊。若按牙髓炎临床诊断的三步骤进行,较易取得确切的诊断。①问诊:问疼痛性质,是否符合自发痛、阵发性发作、放射痛和温度刺激引起疼痛的规律。②查病源:检查疼痛一侧是否存在有深龋洞及其他能感染牙髓的途径、是否有接受过有刺激性充填材料的患牙、结合病史检查是否有接受过不合理治疗的患牙。③温度测验:对可疑牙进行温度测验(应与对照牙相对比),急性牙髓炎的患牙在接受温度测验时,常反应疼痛。一些患牙,牙髓炎症处于晚期时,以热测法检查更易获得阳性结果,多表现为迟缓反应性疼痛。

3.治疗

治疗急性牙髓炎时,首先应采取止痛措施,随即按病情、检查所见等,估计牙髓所处状态,估计炎症的范围,查看是否有坏死和化脓灶,即确定炎症属于晚期还是尚属早期。结合患牙部位、患者年龄,选择合适的治疗方法。在没有条件进行完善的治疗时,只能采取应急措施,暂时缓解疼痛。

(1)应急处理。牙髓炎时,髓腔内压力增高而引起疼痛,将牙髓腔穿通则可减轻髓腔内压力,摘除牙髓则可以有效地缓解疼痛。具体方法是在局部麻醉下去除龋坏牙本质,开髓-揭顶-拔髓,并将根管预备到20~25号锉后髓腔封药。如来不及做根管预备,可将冠髓除净,然后在各根管口放置牙髓失活剂,封闭髓腔;如也无条件封药,可在开髓后,将浸有镇痛剂(如丁香油酚)的小棉球置于洞中并开放髓腔,如此做法虽可减缓牙髓炎的疼痛,但会使本无感染的根管被复杂的口腔细菌污染而变为感染根管,进而可能影响预后。如果缺乏开髓设备,可采用针灸、局部麻醉或口服镇痛剂止痛。

(2)年轻恒牙的急性牙髓炎:牙齿萌出后 2～3 年内,牙根尚未形成者,若除去腐质后洞底在近髓处为粉红色,或已有小的露髓孔,感觉极敏感,则可考虑保存活髓的治疗方法。龋洞在殆面者,行盖髓术,盖髓剂以抗生素和激素的合剂为宜。龋洞在邻面或殆面穿髓孔较大时,则行活髓切断术。年轻恒牙应力求保存活髓,以使牙根继续发育完成。如果穿髓孔处出血暗红,甚至有少量冠髓坏死时(继慢性牙髓炎发展而来),则应行根管治疗术(活髓摘除术)。治疗时应注意保护近根尖处的牙乳头组织,以促使牙根的继续发育。

(3)发育完成的牙齿:可首选根管治疗,无条件者后牙可行牙髓塑化治疗。

(三)慢性闭锁性牙髓炎

慢性闭锁性牙髓炎为牙髓病中最常见的一型。

1.临床表现

慢性闭锁性牙髓炎主要表现为患牙遇温度刺激时疼痛,此种刺激痛有放射到患侧头部、颌面部较广区域的特性,且在刺激除去后疼痛仍持续一段时间。患牙可有自发痛,但不明显,发作也不频繁。一般多为每天下午或夜间,有一次或几次自发性钝痛,持续时间在半小时左右,呈放射痛。有的病例则缺乏明确的自发痛史,但多有长期的冷、热痛史。

2.诊断

对于龋齿引起的慢性闭锁性牙髓炎,应在除去龋坏组织的过程中,注意龋洞的各种表现。当清除洞内的食物残渣及已崩解的龋坏组织后,应仔细查看有无露髓孔。若证实没有露髓孔,则进一步用挖匙除去软化的牙本质。若术中见已穿髓,则不论腐质去净与否,都应诊断为慢性闭锁性牙髓炎。若腐质除净仍未露髓,但有自发痛史,或在除腐质过程中,患者感觉不敏感,近髓处的牙本质颜色较深,叩诊有不适感,都应怀疑为慢性牙髓炎。此时结合温度测验结果,最好用热测,如患牙反应有持续时间较长的疼痛,且有放射特性,则可诊断为慢性闭锁性牙髓炎。有少数病例没有自发痛和自发痛史,腐质除净后又未见露髓者,可再根据洞底的情况判断牙髓的状态。如果洞底极敏感,在除腐质时患者感觉疼痛,近髓处透出牙髓的粉红色者,多为可复性牙髓炎;如果洞底在近髓处也不敏感时,应仔细鉴别是慢性牙髓炎还是可复性牙髓炎,慢性牙髓炎多有轻微叩痛。如果很难判断时,可行诊断性治疗,即先按可复性牙髓炎治疗方案行间接盖髓术,观察结果,若症状消失,活力反应正常,则可排除慢性闭锁性牙髓炎。

3.治疗

慢性闭锁性牙髓炎时,牙髓组织内多有范围较大的弥散性病变,甚至可以包括全部牙髓,在全部牙髓中存在小脓灶或坏死灶,炎症的外围区累及根尖周膜,以至叩诊时也有反应。故治疗应以保存患牙为原则,摘除牙髓后采用根管治疗,后牙也可采用牙髓塑化治疗。年轻恒牙应考虑行根尖诱导成形术。

(四)慢性溃疡性牙髓炎

慢性溃疡性牙髓炎时髓腔与口腔相通,多发生在龋洞较宽大,且腐质容易在咀嚼时崩解者。急性牙髓炎行开髓开放处理后未继续做进一步治疗者,也可转化为慢性溃疡性牙髓炎。

1.临床表现

一般没有自发性疼痛,但可能有自发痛史。主要症状是患牙遇温度刺激时痛,刺激除去后疼痛仍持续一段时间。进食酸、甜食物或食物落入龋洞中,均能引起疼痛。疼痛有放射性的特征。若露髓孔小,或牙髓溃疡面的坏死组织增多时,也可以出现自发性钝痛。慢性溃疡性牙髓炎的晚期,根髓也有炎症或变性,有咬合不适感。牙齿外伤折断露髓后,若未经牙髓治疗,也可形成慢性溃疡性牙髓炎,这种情况下食物不易附着于溃疡处,只是温度刺激时才引起疼痛。

2.诊断

慢性溃疡性牙髓炎的诊断较为容易,可根据患牙遇温度刺激时疼痛,检查时有裸露的穿髓孔,但暴露的牙髓没有增生的特点而诊断。要注意检查那些细微的露髓孔,特别是细小的髓角。若熟悉髓腔形态,并注意检查,则不难发现。慢性溃疡性牙髓炎可划分为早期和晚期,早期者露髓孔处的牙髓极敏感,为鲜红色,叩诊无不适反应;晚期,露髓孔处无血,但探入深部有探痛,有时会有出血,叩诊有轻微痛。

3.治疗

对于慢性溃疡性牙髓炎的患牙应行根管治疗,后牙也可行牙髓塑化治疗。对于年轻恒牙则早期行活髓切断术,晚期做根管治疗,但应尽量促使其牙根继续发育。

第四节 根尖周病

一、急性根尖周炎

(一)病理变化

急性根尖周炎的初期,表现为浆液性炎变化,即牙周膜充血,血管扩张,血浆渗出形成水肿。这时根尖部的牙槽骨和牙骨质均无明显变化。炎症继续发展,则发生化脓性炎变化,即急性根尖脓肿,有多形核白细胞溢出血管,浸润到牙周膜组织中。牙周膜中的白细胞被细菌及其产生的毒素所损害而坏死,坏死的细胞溶解、液化后形成脓液。脓液最初只局限在根尖孔附近的牙周膜中,若炎症继续发展,则迅速在牙槽骨内扩散,脓液通过骨松质到达牙槽骨的骨外板,并通过骨密质上的营养孔而达到骨膜下。脓液在骨膜下积聚达到相当的压力时,会使致密结缔组织所构成的骨膜破裂,然后脓液流注于黏膜之下,最后黏膜破溃,脓液排除,急性炎症缓解,转为慢性炎症。当机体抵抗力减低或脓液引流不畅时,又会发展为急性炎症。

急性根尖周炎的发展过程,大多按上述规律进行,但并非都是如此典型。当脓液积聚在根尖附近时可能有 3 种方式排出。

1.通过根尖孔经根管从龋洞排脓

这种排脓方式对根尖周组织的损伤最小,但是只有在根尖孔粗大且通畅及龋洞开放的患牙,炎症才容易循此通路引流。

2.通过牙周膜从龈沟或牙周袋排脓

这种情况多发生在有牙周病的患牙,因根尖脓灶与牙周袋接近,脓液易突破薄弱的牙周膜从此途径排出,常造成牙周纤维的破坏,使牙齿更加松动,最后导致牙齿脱落,预后不佳。儿童时期乳牙和年轻恒牙发生急性根尖周炎时,脓液易沿牙周膜扩散由龈沟排出,但是因处于生长发育阶段,再生修复能力强,且不伴有牙周疾病,当急性炎症消除并经适当的治疗后,牙周组织能愈合并恢复正常。

3.通过骨髓腔突破骨膜、黏膜向外排脓

这种排脓方式是急性根尖周炎最常见的自然发展过程,脓液必然向阻力较弱的骨髓腔扩散,最终突破骨壁,破口的位置与根尖周组织解剖学的关系密切。一般情况下,上颌前牙多突破唇侧骨板及相应的黏膜排脓;上颌后牙颊侧根尖周炎症则由颊侧排脓,腭根由腭侧突破;下颌牙齿多从唇、颊侧突破。牙根尖弯曲时,排脓途径变异较大。脓液突破骨膜后,也可以不突破口腔黏膜而经皮下突破颌面部皮肤进行排脓。

(1)穿通唇、颊侧骨壁:唇、颊侧的骨壁较薄,脓液多由此方向穿破骨的外侧壁,在口腔前庭形成骨膜下脓肿、黏膜下脓肿,破溃后排脓于口腔中。破溃于口腔黏膜的排脓孔久之则形成窦道,叫做龈窦。有少数病例不在口腔内排脓,而是穿通皮肤,形成皮窦。下切牙有时可见在相应部位下颌骨的前缘穿透皮肤形成皮窦,上颌尖牙有时在眼的内下方穿透皮肤形成皮窦。

(2)穿通舌、腭侧骨壁:若患牙根尖偏向舌侧,则脓液可由此方向穿破骨壁及黏膜,在固有口腔内排脓。上颌侧切牙和上颌磨牙的腭根尖常偏向腭侧,这些牙的根尖脓肿多向腭侧方向扩张。但腭黏膜致密、坚韧,脓肿不易自溃。下颌第三磨牙舌侧骨板较薄,因此脓液也常从舌侧排出。

(3)向上颌窦内排脓:多发生于低位上颌窦的患者,上颌前磨牙和上颌磨牙的根尖可能突出在上颌窦中,尤其是上颌第二前磨牙和上颌第一、二磨牙。不过这种情况较为少见,如果脓液排入上颌窦时,会引起上颌窦炎。

(4)向鼻腔内排脓:这种情况极为少见,只有上、中切牙的牙槽突很低而牙根很长时,根尖部的脓液才能穿过鼻底沿骨膜上升,在鼻孔内发生脓肿并突破鼻黏膜排脓。

排脓孔久不愈合,特别是反复肿胀破溃者,在急性根尖周炎转为慢性时,便会形成窦道。窦道口的位置多在患牙根尖的相应部位,但有时也可以出现在远离患牙的其他牙齿的根尖部,有的窦道口还可以出现在近龈缘处,或出现在与患牙相邻缺失牙的牙槽嵴处。

急性根尖周炎的病理学表现为根尖部牙周组织显著充血,有大量渗出物,并伴有大量中性粒细胞浸润。在脓肿的边缘区可见有巨噬细胞、淋巴细胞集聚,周围有纤维素沉积形成包绕屏障。当脓液到达骨膜下时,局部有较硬的组织浸润块。脓液从骨质穿出后,相应部位的软组织出现肿胀,即疏松结缔组织发生炎症,称为蜂窝织炎。如上切牙可引起上唇肿胀,上颌前磨牙及磨牙可引起眶下、面部肿胀,下颌牙齿则引起颏部、下颌部肿胀,有时下颌第三磨牙的根尖周化脓性炎症可引起口底蜂窝织炎。

(二)临床表现

急性根尖周炎是从根尖周牙周膜有浆液性炎症反应到根尖周组织的化脓性炎症的一系列反应过程,症状由轻到重,病变范围由小到大,是一个连续过程。

实际上在病程发展到高峰时,已是牙槽骨的局限性骨髓炎,严重时还将发展为颌骨骨髓炎。病损的进行虽然为一连续过程,但由于侵犯的范围不同,可以划分为几个阶段。每一个不同的发展阶段都有基本的临床表现,可以采用不同的治疗措施以求取得良好的效果。

1.急性浆液期(急性浆液性根尖周炎)

此期是急性根尖周炎的开始阶段,常为一较短暂的过程,临床上表现为患牙牙根发痒,或只是在咬合时有轻微疼痛,也有患者反映咬紧患牙时,能缓解疼痛。这是因为咬合压力暂时将充血的血管内的血液挤压出去之故。此时如果接受适当治疗,则急性炎症消退,症状缓解,否则炎症很快即发展为化脓性炎症。

2.急性化脓期(急性化脓性根尖周炎或急性牙槽脓肿)

急性浆液期的轻咬合痛很快即发展为持续性的自发性钝痛,咬合时不能缓解而是加重疼痛,因为这时牙周膜内充血和渗出的范围广泛,牙周间隙内的压力升高,咬合时更加大局部压力而疼痛。患者自觉患牙有伸长感,对殆时即有疼痛,此时已开始了炎症的化脓过程,可根据脓液集中的区域再划分为3个阶段。

(1)根尖脓肿阶段:由于根尖部牙周间隙内有脓液聚集,得不到引流,故有剧烈疼痛。患牙的伸长感加重,以至咬合时首先接触患牙,并感到剧痛,患者更加不敢对殆。患牙根尖部黏膜潮红,但未肿胀,扣及时痛。患牙所属的淋巴结可以扣及,有轻微痛。全口牙列除下颌切牙及尖牙影响颏淋巴结外,其他牙齿均影响下颌下淋巴结。

(2)骨膜下脓肿阶段:脓液已扩散到骨松质,且由骨松质内穿过骨壁的营养孔,在骨膜下聚集。骨膜是致密、坚韧的结缔组织,脓液集于骨膜下便产生很大压力,患者感到极端痛苦,表现为持续性、搏动性跳痛。病程发展到此时,疼痛达最高峰,患者感到难以忍受。患牙浮起、松动,轻触患牙时,如说话时舌、颊接触患牙亦感到疼痛。患牙牙龈表面在移行沟处明显红肿,移行沟变平,有明显压痛及深部波动感。患牙所属淋巴结肿大、压痛。相应颌面部形成蜂窝织炎而肿胀,引起面容的改变,病情发展到这一阶段,逐日加剧的疼痛,影响到患者睡眠及进食,患者呈痛苦面容,精神疲惫。此时多伴有全身症状,白细胞计数增多,计数多在$(10\sim12)\times10^9/L$,体温升高达 38 ℃。若白细胞计数、体温继续升高,则应考虑并发颌骨骨髓炎或败血症的可能。

(3)黏膜下脓肿阶段:如果骨膜下脓肿未经切开,脓液压力加大可穿透骨膜流注到黏膜下。由于黏膜下组织较松软,脓液达黏膜下时的压力大为降低,疼痛也随之减轻,患牙的松动度和咬合痛也明显减轻,根尖部扣诊有明显的波动感。

这时所属淋巴结仍可扪及,有压痛。白细胞计数和体温升高也有所缓解。

(三)诊断

主要根据患者症状。患者多有牙髓炎病史,叩诊患牙时疼痛较剧烈,温度测验或电活力测验患牙无反应或极为迟钝。

若为多根牙,有时会出现牙髓炎合并急性根尖周炎,临床上则兼有牙髓炎和根尖周炎的症状,如温度刺激引起疼痛,叩诊时疼痛较重。

若为急性化脓性根尖周炎,诊断则主要根据疼痛的程度。患牙多有松动而不存在牙周袋,有触痛、浮起;根尖部牙龈潮红或有黏膜下脓肿,扪及根尖肿胀处疼痛,并有波动感;叩诊时轻叩即引起疼痛;一般牙髓已失去活力等。

急性根尖周炎可以由牙髓病继发而来,也可以由慢性根尖周炎转化而来,后者又称为慢性根尖周炎急性发作。两者的鉴别主要依靠 X 线检查,由慢性根尖周炎转化来的,在 X 线片上可见根尖部骨质有透射区。而且多有反复肿胀的历史,疼痛的剧烈程度略轻。

(四)治疗原则

急性根尖周炎的治疗原则是消炎止痛,症状缓解后采用根管治疗或牙髓塑化治疗。

消炎止痛的措施为:调整咬合,使患牙脱离对合接触;用手指扶住患牙开髓(轻柔操作以减轻振动)、拔髓,用消毒液(如次氯酸钠)浸泡、冲洗根管,准确测量工作长度后,可用小号根管器械于根尖狭窄部轻穿刺根尖孔,使根尖周组织的炎症渗出液通过根管引流,缓解压力;有条件时可完成根管预备,再用固醇类激素(如氢化可的松)加广谱抗生素(如金霉素)糊剂封入根管并使药物接触根尖组织,有助于局部的抗炎;或擦干根管,在髓腔中放置一个松软的棉球,暂封洞口,使根尖周的炎症有引流的空间。如果疼痛仍不能缓解,可在复诊时根据情况行根管清洗换药或开放髓腔。但若采取后者,口腔细菌可能会进一步污染患牙根管,进而形成顽固性生物膜,影响治疗效果。在口腔局部处理的同时,应全身给予抗生素、抗炎药及止痛药物,还可辅以维生素等支持疗法。

若为骨膜下脓肿或黏膜下脓肿,临床上已检查出有根尖部的波动感,除上述处理外,还应切开脓肿以便脓液引流。

急性根尖周炎从浆液期到化脓期的 3 个阶段是一连续的发展过程,是移行过渡的,不能截然分开,临床上只能相对地识别这些阶段,选用对应的消炎措施。例如骨膜下脓肿的早期,也可能是根尖脓肿的晚期,如尚未发现明显的深部波动感时,可采用开放髓腔或环钻术来引流根尖部骨质内的炎症渗出物或脓液。

慢性根尖周炎急性发作的治疗原则与急性根尖周炎相同。

二、慢性根尖周炎

慢性根尖周炎多无明显的自觉症状,有的病例可能在咀嚼时轻微痛,有的病例可能主诉有牙龈起小脓包,有的病例在身体抵抗力降低时易转化为急性炎症,因而有反复疼痛、肿胀的病史,也有的病例无任何异常感觉。

(一)病理变化

由于根管内存在感染和其他刺激物,根尖孔附近的牙周膜发生慢性炎症反应,主要表现为根尖部牙周膜的炎症,破坏其正常结构,形成炎症肉芽组织。在肉芽组织的周围分化出破骨细胞,并逐渐吸收其邻近的牙槽骨和牙骨质。炎症肉芽组织中有大量淋巴细胞浸润,同时成纤维细胞数也增多,这种反应也可以看作是机体对抗疾病的防御反应。慢性炎症细胞浸润可以吞噬侵入根尖周组织内的细菌和毒素。成纤维细胞也可以增殖产生纤维组织,并常形成纤维被膜,防止和限制感染及炎症扩散到机体的深部。慢性炎症反应可以保持相对稳定的状态,并可维持较长时间。当身体抵抗力较强或刺激物的毒力较弱时,则肉芽组织中的纤维成分增加,可以在肉芽组织的周围形成被膜。牙槽骨吸收也暂时停止,甚至可以产生成骨细胞,在周围形成新生的骨组织,原破坏的骨组织有所修复,病变区缩小。相反,当身体抵抗力降低或刺激物的毒力增强时,则肉芽组织中的纤维成分减少,炎症成分增多,产生较多的破骨细胞,造成更大范围的骨质破坏,骨质破坏的地方被炎症肉芽组织取代。由于炎症肉芽组织体积增大,从血运来的营养难以到达肉芽组织的中心部,在根尖孔附近的肉芽组织可发生坏死、液化,形成脓腔,成为慢性脓肿。发育期间遗留的牙周上皮剩余细胞,经慢性炎症刺激,可以增殖为上皮团块或上皮条索。较大的上皮团块的中心由于缺乏营养,上皮细胞发生退行性变、坏死、液化,形成囊肿。囊腔与根管相通者,称为袋状囊肿,囊腔不与根管连通而独立存在者,又称为真性囊肿。有研究表明,根尖周病变中有 59.3% 为根尖肉芽肿、22% 为根尖囊肿、12% 为根尖瘢痕、6.7% 为其他病变。概括以上所述,慢性根尖周炎的主要病理变化是根尖周有炎症组织形成,破坏牙槽骨。这种组织变化过程不是单一的,是破坏与修复双向进行的。但是如果不能清除刺激物,虽有骨质修复过程,但根尖病变区只能扩大、缩小交替进行,不能完全消除。

另外,身体抵抗力强的患者,在患牙接受的刺激又极微弱时,根尖部牙槽骨不发生吸收,而是在局部增殖形成围绕根尖周的一团致密骨,称为致密性骨炎。

1.根尖肉芽肿

根尖肉芽肿是根尖周受到来自感染根管的刺激而产生的一团肉芽组织。镜下可见有坏死区,肉芽组织中有慢性炎症细胞浸润,主要是淋巴细胞和浆细胞,成纤维细胞数目也增多。毛细血管在病变活动时增多,接近纤维化时减少。肉芽组织的周围常有纤维被膜,被膜与牙周膜相连。

肉芽肿的形成与从根尖孔、侧支根管孔来的感染刺激紧密相关,因而可发生在与这些部位相应的地方,可发生在根尖,也可以发生在根侧,磨牙可以发生在根分叉处。

2.慢性根尖脓肿

慢性根尖脓肿又称慢性牙槽脓肿,可以由根尖肉芽肿转化而来,也可由急性牙槽脓肿转化而来。肉芽肿中央的细胞坏死、液化,形成脓液,脓液中多是坏死的多形核白细胞。肉芽组织周围缺乏纤维被膜。

慢性牙槽脓肿有 2 型,即有窦型和无窦型。无窦型在临床上难以和根尖肉芽肿鉴别,有窦型则有窦道与口腔黏膜或颌面部皮肤相连通。

窦道可能是急性牙槽脓肿自溃或切开后遗留的,也可能是根尖部脓液逐渐穿透骨壁和软组织而形成的。窦道壁有上皮衬里,上皮可来源于肉芽肿内的上皮团,也可由口腔黏膜上皮由窦道口长入。上皮下的结缔组织中有大量炎症细胞浸润。

3.根尖囊肿

根尖囊肿可以由根尖肉芽肿发展而来,也可由慢性根尖脓肿发展而来。在含有上皮的肉芽肿内,由于慢性炎症的刺激,上皮增生形成大团块时,上皮团块的中央部得不到来自结缔组织的营养,因而发生变性、坏死、液化,形成小的囊腔。囊腔中的渗透压增高,周围的组织液渗入,成为囊液。囊液逐渐增多,囊腔也逐渐扩大。肉芽组织内的上皮也可以呈网状增殖,网眼内的炎症肉芽组织液化后形成多数小囊肿,小囊肿在增大的过程中互相融合,形成较大的囊肿。

囊肿也可由慢性脓肿形成,即脓肿附近的上皮细胞沿脓腔表面生长,形成腔壁的上皮衬里而成为囊肿。根尖囊肿由囊壁和囊腔构成,囊腔中充满囊液。囊壁内衬是上皮细胞,外层为致密的纤维结缔组织,囊壁中常有慢性炎症细胞浸润。囊液为透明褐色,其中含有含铁血黄素,且由于含有胆固醇结晶漂浮其中而有闪烁光泽。囊液在镜下直接观察时,可见其中有很多菱形或长方形的胆固醇结晶,是从上皮细胞变性分解而来。

由于慢性炎症的刺激,细胞变性、坏死,囊液中含有的这些内容物使渗透压增高,周围的组织液渗透入囊腔中。囊腔内液体增加的同时,囊腔也逐渐增大。囊肿增大的压力压迫周围牙槽骨,使其吸收,同时在颌骨的外表则有新生骨质补充,因此,往往有些较大的囊肿表面膨隆处尚有较薄的一层骨质。囊肿再增大,最终可使其周围某一处骨壁完全被吸收而长入软组织中,这时囊肿就会发展很快。由于囊肿的发展缓慢,周围骨质受到这种缓慢刺激而形成一种致密骨板。

从慢性根尖脓肿发展而来的囊肿囊液中含有脓液,较为混浊。根尖囊肿可以继发感染,形成窦道,或表现为急性炎症。

4.致密性骨炎

致密性骨炎表现为患牙根尖周局部骨质增生,骨小梁的分布比周围的骨组织更致密些。骨髓腔极小,腔内有少许纤维性的骨髓间质,纤维间质中仅有少量的淋巴细胞浸润。有时硬化骨与正常骨组织之间并无明显分界。

(二)临床表现

慢性根尖周炎一般无自觉症状。由于是继发于牙髓病,故多有牙髓病史。有些病例可曾转化为急性炎症又予缓解,故可有反复疼痛,或反复肿胀的历史。患牙多有深龋洞、无探痛,牙体变为暗灰色。有窦型慢性根尖周脓肿在相应根尖周部有窦道,有时窦道口呈乳头状,窦道口也可出现在离患牙较远的地方。大的根尖囊肿在患牙根尖部有半球形膨隆,黏膜不红,扣及时不痛,有乒乓球感。有的患牙在咀嚼时有不适感。

(三)诊断

诊断慢性根尖周炎可根据有反复疼痛、肿胀的病史、牙体变色、牙髓失去活力或反应极其迟钝,或已出现窦道或局部无痛膨隆等临床表现。诊断的关键是依据 X 线片上所显示的根尖周骨密度减低影像。因此,临床上比较容易作出诊断。但是要辨别属于何种类型则较困难,从 X 线片所显示根尖透射区影像的特点可以作为鉴别的参考。

根尖肉芽肿在 X 线片的特点是:根尖部有较小的、规则的圆形或椭圆形透射区,边界清晰,周围骨质影像正常或略致密,透射区的直径一般不超过 0.5 cm。肉芽肿和小囊肿在 X 线片上不易区别,若透射区周围有致密骨形成的白线,且透射区与非透射区的骨密度反差大,则应怀疑为小囊肿;若开髓时有囊液从根尖孔引流出来,可证实为囊肿。慢性根尖脓肿除可能发现窦道口外,在 X 线片上的影像也有其特点,透射区边界不清,形状不规则,透射区周围的骨质影像模糊,这是因为周围骨质有进行性破坏的缘故。根尖囊肿在 X 线片上的影像一般范围较大(其直径超过 1 cm),为圆形,边界清楚有白线围绕。除 X 线片上的表现外,大囊肿可见相应部位有半球形隆起,扣及时不痛,有乒乓球感。

X 线诊断慢性根尖周炎时,必须结合临床症状及其他诊断指标才能和那些非根尖周炎的根尖区病损鉴别。例如非牙源性的颌骨内囊肿和其他肿物,在 X 线片上呈现与各型慢性根尖周炎极为相似的影像,这些病损与慢性根尖周炎的主要鉴别是牙髓活力正常、缺乏临床症状,并且仔细观察时可见根尖区牙周间隙与其他部位的牙周间隙呈连续、规则的黑线影像。根旁囊肿时,囊肿的透射影像与侧支根管感染造成的慢性根尖周炎极为相似,但患牙牙髓活力正常。有些解剖结构,如颏孔、切牙孔等,其影像易与相应部位牙齿的根尖区重叠,但是这些牙齿牙髓活力正常,牙周间隙影像连续、规则。有的慢性根尖周炎的窦道口出现的部位与患牙的关系不甚明确,例如在 2 个相邻无髓牙根尖区的中间,或在远离患牙的部位时,可以从窦道口插入牙胶尖作为示踪诊断丝拍摄 X 线片,从牙胶尖影像所指的部位便可确定窦道来源的患牙。

(四)治疗原则

治愈根尖周病的主要原理是消除刺激物、杜绝再感染的途径,为机体修复被炎症破坏的组织提供有利的生物学环境,促使根尖周组织愈合、恢复健康。根尖周炎主要的刺激物来自感染根管,因此消除根管内的感染,是治愈根尖周病的首要条件。由于牙髓坏死,根管内已失去血液循环及淋巴循环,成为一个储存坏死组织、感染物质的无效腔,不能被机体的自身免疫所消除,故必须依靠相应的治疗措施才能除去。根尖周骨质的破坏、肉芽组织的出现可以看作是机体对抗刺激物的防御性反应,但是这种反应不能消除刺激物,只能相对地防止感染的扩散。一旦刺激物被除去后,病变区的炎症肉芽组织即转化为纤维结缔组织,从而修复已破坏的牙槽骨和牙骨质,并使牙周膜重建。消除病原刺激物的有效措施是根管治疗,即用机械和化学的方法对根管进行清创,再通过严密地封闭根管,防止再感染。

在消除病原的前提下,病变才有可能愈合。病变能否被修复,还受一些因素的影响。病变性质、病变范围及部位、患者年龄和全身健康状况等都与病变的愈合有密切关系。因此,在制订治疗方案时,必须考虑这些因素,采取相应的措施才能治疗成功。破坏范围较小的、局限于根尖部的病变,预后较好;病变范围较大、发生在根分叉处者,预后较差。当较大的根尖囊肿单纯用根管治疗难以治愈时,可采用根尖外科手术以除去病变。全身健康不佳的患者,在治疗时容易并发急性炎症,治疗后病变愈合慢或恢复困难,治疗时应加以注意。如果患有风湿病或神经、眼、心脏等疾病同时怀疑患牙病变为病灶时,应当及时拔除患牙,以免造成病灶感染的蔓延。另外,对于病变严重破坏牙槽骨,或牙冠严重破坏而难以修复者,也应拔除患牙。

第三章

牙周疾病

第一节 牙龈病

　　牙龈病是指发生于牙龈组织而不侵犯深部其他牙周组织的一组疾病,其中牙龈炎最常见。几乎所有的牙龈病中均有慢性炎症存在,因为龈牙结合部位总是存在牙菌斑及其他激惹因素。除炎症外,也可伴有增生、变性、萎缩、坏死等病理变化。在有些牙龈病中,炎症可以为原发和唯一的变化,如最常见的菌斑性龈炎;炎症也可以是后发生或伴发于某些全身因素所致的疾病,如药物性牙龈增生常因伴有菌斑引起的炎症而加重;有些全身情况本身并不引起牙龈病,但它们可改变机体对微生物的反应性,从而促发或加重牙龈的炎症,如妊娠期的牙龈炎。

一、慢性缘龈炎

　　慢性缘龈炎是局限于边缘龈和龈乳头的慢性炎症性疾病,无结缔组织附着丧失,没有明显的骨质破坏,X线诊断结果通常为阴性。

　　患者自觉症状不明显,常在刷牙、咀嚼、吮吸时出现牙龈出血。最早的临床改变是牙龈颜色由粉红转为亮红,龈乳头变钝或轻度水肿。进一步发展,颜色改变更明显,患处牙龈充血发红,变为深红色乃至紫红色,表面光亮水肿,点彩消失,质地松软,龈缘变厚、圆钝,不再与牙面贴附,龈沟液的分泌增加。龈沟一般较浅,不超过 2 mm,但有的部位由于牙龈的炎性肿胀,龈沟加深,此时龈沟底仍位于釉牙骨质界的冠方,附着上皮并无根向移位。加深了的龈沟与发生炎性反应的龈组织一起合称为龈袋。在龈炎中,袋的形成是由于牙龈的增生,而不是袋底的根方移位,因此称为假性牙周袋。袋上皮可有溃疡或糜烂,触诊易出血。病变范围可以是全口的边缘龈和龈乳头,也可以是局部牙龈。一般以前牙区最为明显,其次为上后牙颊侧及下后牙舌侧,常常在相应部位有菌斑、牙石、软垢堆积。

慢性缘龈炎是持续的、长期存在的牙龈炎症。在程度上起伏波动，常常是可复性的。组织破坏和修复同时或交替出现，破坏与修复的相互作用影响了牙龈的临床外观，因此牙龈的颜色可表现为淡红、深红或紫红色。牙龈的颜色还与上皮组织角化程度、血管密度、扩张血管周围纤维结缔组织的量、血流量及局部血液循环障碍的严重程度相关。牙龈的外形也取决于组织破坏与修复的相互作用。当纤维组织大量破坏时，牙龈质地软；当修复反应产生大量纤维组织，有时甚至是过量的纤维组织时，牙龈质地较硬、边缘宽而钝。因此，龈缘变钝可能是因为水肿，也可能是因为纤维增生。另外，如果牙龈组织较薄，炎症反应可能导致牙龈萎缩，胶原丧失，探诊龈沟深度变浅甚至为零。

显微镜下可见菌斑及钙化沉积物沉积于牙面，并与沟内上皮相接触，龈组织内有大量浆细胞、淋巴细胞及中性粒细胞浸润，牙龈纤维组织被溶解，有时可见纤维结缔组织增生成束。结合上皮及龈上皮均增生，白细胞迁移出血管，穿过结合上皮进入龈沟。发炎的牙龈血管扩张，血管周围可见炎症细胞。超微结构的研究显示，上皮细胞的细胞间隙增大，部分细胞间联合被破坏，有时淋巴细胞和浆细胞均会进入增大了的细胞间隙。牙龈内血管周围纤维组织溶解，炎症区成纤维细胞显示退行性改变，包括明显的胞质水肿、内质网减少、线粒体的嵴减、胞质膜破裂等。这些细胞病理改变常伴随淋巴细胞的活性增高，在龈炎初期，血管周围纤维组织的丧失更易于在电镜下发现，淋巴细胞、浆细胞在胶原纤维破坏处大量存在，肥大细胞、中性粒细胞、巨噬细胞也常见。

龈炎的这些改变被认为是菌斑内抗原及趋化因子造成的宿主反应。在通常情况下，炎症和免疫反应对宿主起到保护作用，然而在一定条件下，炎症和免疫反应也可对宿主造成损害。

在发病因子中，菌斑诱导的效应机制是龈炎病理发生的主要原因，尤其是靠近牙龈边缘处的龈上菌斑及龈下菌斑。在牙龈健康部位，龈上菌斑薄而稀疏，主要含有革兰氏阳性球菌和丝状菌，其中以革兰氏阳性放线菌居多，研究发现引起龋病的菌斑细菌与引起龈炎的菌斑细菌不一样，附着在牙冠上的菌斑主要含有能合成葡聚糖的链球菌，而附着在牙颈部的菌斑主要含有能合成果聚糖的链球菌。随着菌斑的成熟，菌斑增厚，细菌数量增多，并逐渐有革兰氏阴性菌定植，如韦荣球菌、类杆菌、纤毛菌等，但从总的比例来看，仍然是革兰氏阳性球菌、杆菌和丝状菌占优势。在近龈缘的成熟龈上菌斑的外表面上，常见到细菌聚集成"玉米棒"样或"谷穗"状，研究证实其中心为革兰氏阳性丝状菌，如颊纤毛菌、放线菌，表面附着较多的球菌，如链球菌、韦荣球菌。龈下菌斑的厚度和细菌数目明显增加,在龈炎初期,由正常的革兰氏阳性球菌为主变为以革兰氏阴性杆菌为主,其中的黏性放线菌可能发挥着重要作用。在实验性龈炎形成过程中,菌斑中的黏性放线菌数量明显增多,比例增加,且发生在临床炎症症状出现之前。黏性放线菌借助菌毛与合成的果聚糖,可黏附于牙面,与变形链球菌有共凝集作用,产生种间粘合,聚集成菌斑,在动物实验中,黏性放线菌可造成田鼠牙周的破坏。从人类中分离的黏性放线菌已被证实可造成人类和啮齿动物出现实验性牙周损害和根面龋。一般认为黏性放线菌是早期龈炎的主要致病菌之一,与龈组织的血管扩张充血、牙龈出血有关。随着牙龈炎症的长期存在,龈下菌斑中革兰氏阳性球菌和杆菌的比例减少,革兰氏阴性厌氧杆菌的比例增加,如具核梭杆菌、牙龈卟啉单胞菌等。

除了菌斑成分对牙龈组织的刺激以外,其他的外源性和内源性因素也影响慢性缘龈炎的临床表现及发生、发展。外源性因素常见的是组织创伤和张口呼吸,牙龈的创伤一般是由刷牙或牙签使用不当、咀嚼硬物等造成,如果创伤是短暂的,牙龈可迅速恢复正常;如果创伤反复发生或持续存在,比如下颌切牙反复创伤上颌腭侧黏膜,可能导致牙龈长期肿胀发炎,甚至发展成急性龈炎。食物嵌塞或不良牙科修复体造成的慢性创伤也很常见。张口呼吸或闭唇不全者,牙龈常肿大、流血,受损区域常常与唇外形一致。内源性因素,如不良修复体、食物嵌塞等,纠正不良习惯如张口呼吸,发炎的牙龈可以在短期内恢复正常。更重要的是教会患者正确的刷牙方法,养成刷牙习惯,防止龈炎的再次发生。

二、青春期龈炎

青春期龈炎是与内分泌有关的龈炎,在新分类中隶属于菌斑性龈病中受全身因素影响的牙龈病。

牙龈是性激素作用的靶器官。性激素的波动发生在青春期、月经期、妊娠期和绝经期。女性在生理期和非生理期(如性激素替代疗法和使用性激素避孕药)时,激素的变化可引起牙周组织的变化,尤其是已存在菌斑性牙龈炎时变化更明显。这类龈炎的特点是属于非特异性炎症,伴有突出的血管成分,临床表现为明显的出血倾向。青春期龈炎为非特异性的慢性炎症,是青春期最常见的龈病。

(一)病因

青春期龈炎与牙菌斑和内分泌明显有关。青春期牙龈对局部刺激的反应往往加重,可能是激素(最重要的是雌激素和睾丸激素)水平高使得龈组织对菌斑介导的反应加重。不过这种激素的作用是短暂的,通过口腔卫生措施可逆转。

乳牙与恒牙的更替、牙齿排列不齐、口呼吸及戴矫治器等,造成这一年龄段的人群其牙齿不易清洁。加之该年龄段患者一般不注意保持良好的口腔卫生习惯,如刷牙、用牙线等,易造成菌斑的滞留,引起牙龈炎,而牙石一般较少出现。

成人后,即使局部刺激因素存在,牙龈的反应程度也会减轻。但要完全恢复正常必须去除这些刺激物。此外,口呼吸、不恰当的正畸治疗、牙排列不齐等也是儿童发生青春期龈炎的促进因素。青春期牙龈病的发生率和程度均增加,保持良好的口腔卫生习惯能够预防牙龈炎的发生。

(二)临床表现

青春期发病,牙龈的变化表现为非特异性的炎症,边缘龈和龈乳头均可发生炎症,好发于前牙唇侧的牙间乳头和龈缘。其明显的特征:龈色红、水肿、肥大,轻刺激易出血,龈乳头肥大,常呈球状突起。牙龈肥大发炎的程度超过局部刺激的程度,且易于复发。

(三)诊断

(1)青春期前后的患者。

(2)牙龈肥大发炎的程度超过局部刺激的程度。

(3)可有牙龈增生的临床表现。

(4)口腔卫生情况一般较差,可有错𬌗、佩戴正畸矫治器、不良习惯等因素存在。

(四)治疗

(1)口腔卫生指导。

(2)控制菌斑洁治,除去龈上牙石、菌斑和假性袋中的牙石。

(3)纠正不良习惯。

(4)改正不良修复体或不良矫治器。

(5)经上述治疗后仍有牙龈外形不良、呈纤维性增生者可行龈切除术和龈成形术。

(6)完成治疗后应定期复查,教会患者正确刷牙和控制菌斑的方法,养成良好的口腔卫生习惯,以防止复发。对于准备接受正畸治疗的青少年,应先治愈原有的牙龈炎,并教会他们掌握正确的控制菌斑的方法。在正畸治疗过程中,定期进行牙周检查和预防性洁治,对于牙龈炎症较重无法控制者,应及时中止正畸治疗,待炎症消除、菌斑控制后继续治疗,以避免对深部牙周组织造成损伤和刺激。

三、妊娠期龈炎

妊娠期龈炎是指妇女在妊娠期间,由于女性激素水平升高,原有的牙龈炎症加重,牙龈肿胀或形成龈瘤样的改变(实质并非肿瘤)。分娩后病损可自行减轻或消退。妊娠期龈炎的发生率报告不一,在 30%～100% 之间。国内对上海700 名孕妇的问卷调查及临床检查的研究结果显示,妊娠期龈炎的患病率为73.57%,随着妊娠时间的延长,妊娠期龈炎的患病率也不断提高,妊娠期龈瘤的患病率为 0.43%。有文献报告,虽然孕期及产后的菌斑指数均无变化,但孕期妇女的龈炎发生率及程度均高于产后。

(一)病因

妊娠期龈炎与牙菌斑的发生和患者的黄体酮水平升高有关。妊娠本身不会引起龈炎,只是由于妊娠时性激素水平的改变,原有的慢性炎症加重。因此,妊娠期龈炎的直接病因仍然是牙菌斑,此外还与全身内分泌的改变即体内性激素水平的变化有关。

研究表明,牙龈是雌性激素的靶器官,妊娠时雌激素水平增高,龈沟液中的雌激素水平也增高,牙龈毛细血管扩张、淤血,炎症细胞和液体渗出增多。有文献报告,雌激素和黄体酮参与调节牙龈中花生四烯酸的代谢,这两种激素可以刺激前列腺素的合成。妊娠时雌激素和黄体酮水平的增高影响龈上皮的角化,导致上皮屏障的有效作用降低,改变结缔组织基质,并能抑制对菌斑的免疫反应,使原有的龈炎临床症状加重。

有学者发现妊娠期龈炎患者的牙菌斑内中间普氏菌的比率增高,并与血浆中雌激素和黄体酮水平的增高有关。因此在妊娠期炎症的加重可能是由于菌斑成分的改变而不只是菌斑量的增加导致的。分娩后,中间普氏菌的数量降至妊娠前水平,临床症状也随之减轻或消失。有学者认为牙龈局部增多的黄体酮,为中间普氏菌的生长提供了营养物质。口腔卫生良好且无局部刺激因素的孕妇,妊娠期龈炎的发生率较低,程度也较轻。

(二)临床病理

组织学表现为非特异性、多血管、大量炎症细胞浸润的炎症性肉芽组织。牙龈上皮增生、钉突伸长,表面可有溃疡,基底细胞有细胞内和细胞间水肿。结缔组织内有大量的新生毛细血管,血管扩张充血,血管周的纤维间质水肿,伴有慢性炎症细胞浸润。有的牙间乳头可呈瘤样生长,称妊娠期龈瘤,实际并非真性肿瘤,而是发生在妊娠期的炎性血管性肉芽肿。病理特征为明显的毛细血管增生,血管间的纤维组织可有水肿及黏液性变,并有炎症细胞浸润,其毛细血管增生的程度超过了一般牙龈对慢性刺激的反应,致使牙龈乳头炎性增长而呈瘤样表现。

(三)临床表现

1.妊娠期龈炎

患者一般在妊娠前即有不同程度的牙龈炎,从妊娠2~3个月后开始出现明显症状,至8个月时达到高峰,且与黄体酮水平相一致。分娩后约2个月时,龈炎可减轻至妊娠前程度。妊娠期龈炎可发生于个别牙或全口牙龈,以前牙区为重。龈缘和龈乳头呈鲜红或暗红色,质地松软、光亮,呈显著的炎性肿胀,轻触牙龈极易出血,出血常为就诊时的主诉症状。一般无疼痛,严重时龈缘可有溃疡和假膜形成,有轻度疼痛。

2.妊娠期龈瘤

妊娠期龈瘤亦称孕瘤。据报告,妊娠期龈瘤在妊娠妇女的发生率为1.8%~5%,多发生于个别牙列不齐的牙间乳头区,前牙尤其是下前牙唇侧乳头较多见。通常在妊娠第3个月,牙间乳头出现局限性反应性增生物,有蒂或无蒂、生长快、色鲜红、质松软、易出血,一般直径不超过2 cm。有的病例在肥大的龈缘处呈小分叶状,或出现溃疡和纤维素性渗出。严重病例可因巨大的妊娠瘤妨碍进食,但一般直径不超过2 cm。妊娠期龈瘤的本质不是肿瘤,不具有肿瘤的生物学特性。分娩后,妊娠瘤大多能逐渐自行缩小,但必须除去局部刺激物才能使病变完全消失。

妊娠妇女的菌斑指数可保持相对无改变,临床变化常见于妊娠期4~9个月时,有效地控制菌斑可使病变逆转。

(四)诊断

(1)孕妇,在妊娠期间牙龈炎症明显加重且易出血。

(2)临床表现为牙龈鲜红、松软、易出血,并有菌斑等刺激物的存在。

(3)妊娠期龈瘤易发生在孕期的第4个月到第9个月。

(五)鉴别诊断

(1)有些长期服用避孕药的育龄妇女也可有妊娠期龈炎的临床表现,一般通过询问病史可鉴别。

(2)妊娠期龈瘤应与牙龈瘤鉴别。牙龈瘤的临床表现与妊娠期龈瘤十分相似,它可发生于非妊娠的妇女和男性患者。临床表现为个别牙间乳头的无痛性肿胀、突起的瘤样物、有蒂或无蒂、表面光滑、牙龈颜色鲜红或暗红、质地松软极易出血,有些病变表面有溃疡和脓性渗出物。一般多可找到局部刺激因素,如残根、牙石、不良修复体等。

(六)治疗

(1)细致认真的口腔卫生指导。

(2)控制菌斑(洁治),除去一切局部刺激因素(如牙石、不良修复体等),操作手法要轻巧。

(3)一般认为分娩后病变可退缩。妊娠期龈瘤若在分娩以后仍不消退则需手术切除,对一些体积较大妨碍进食的妊娠期龈瘤可在妊娠4~6个月时切除。手术时注意止血。

(4)在妊娠前或早孕期治疗牙龈炎和牙周炎,并接受口腔卫生指导是预防妊娠期龈炎的重要举措。

虽然受性激素影响的龈炎是可逆的,但有些患者未经治疗或不稳定可引发牙周附着丧失。

四、药物性牙龈增生

药物性牙龈增生又称药物性牙龈肥大,是指全身用药引起牙龈完全或部分的肥大,与长期服用药物有关。我国在20世纪80年代以前,药物性牙龈增生主要是由抗癫痫药苯妥英钠引起。近年来,临床上经常发现因高血压和心、脑疾病服用钙通道阻滞剂及用于器官移植患者的免疫抑制剂——环孢素A等引起的药物性牙龈肥大,而苯妥英钠引起的牙龈肥大相对少见。目前我国高血压患者已达2.5亿,心、脑血管疾病的发生率亦随着我国社会的老龄化进一步增加,最近这些疾病又出现低龄化的趋势。据统计,目前我国高血压患者中接受药物治疗者约50%使用钙通道阻滞剂,其中约80%的高血压患者服用硝苯地平等低价药,由此可见,钙通道阻滞剂诱导的药物性牙龈增生在口腔临床工作中会越来越多见。

药物性牙龈肥大的存在不仅影响到牙面的清洁作用,妨碍咀嚼、发音等功能,有时还会造成心理上的障碍。

(一)病因

与牙龈增生有关的常用药物有3类:①苯妥英钠,为抗惊厥药,用于治疗癫痫病。②环孢素A,为免疫抑制剂,用于器官移植患者以避免宿主的排异反应,以及治疗重度牛皮癣等。③钙通道阻滞剂,如硝苯地平,为抗高血压药。长期服用这些药物的患者易发生药物性牙龈增生,其增生程度与年龄、服药时间、剂量有关,也与菌斑、牙石有关。

1.药物的作用

上述药物引起牙龈增生的真正机制目前尚不十分清楚。据报告,长期服用苯妥英钠治疗癫痫者有 40%～50% 发生牙龈纤维性增生,年轻人多于老年人。组织培养表明苯妥英钠能刺激成纤维细胞的分裂活动,使它合成蛋白质和胶原的能力增强,同时,细胞分泌无活性的胶原溶解酶。合成大于降解,致使结缔组织增生。有学者报告药物性牙龈增生患者的成纤维细胞对苯妥英钠的敏感性增高,易产生增殖性变化,此可能为基因背景。环孢素 A 为免疫抑制剂,常用于器官移植或某些自身免疫性疾病患者。有学者报告该药会引起牙龈肥大,服用此药者有 30%～50% 发生牙龈纤维性增生,另有研究发现服药量>500 mg/d 会诱导牙龈增生。硝苯地平为钙通道阻滞剂,对高血压、冠心病患者具有扩张外周血管和冠状动脉的作用,对牙龈也有诱导增生的作用,约有 20% 的服药者发生牙龈增生。环孢素 A 和钙通道阻滞剂两药联合应用,会增加牙龈增生的发生率和加重严重程度。这两种药引起牙龈增生的原因尚不十分清楚,有学者报告两种药物以不同的方式降低了胶原酶的活性或影响了胶原酶的合成。也有学者认为牙龈成纤维细胞可能是钙通道阻滞剂的靶细胞,硝苯地平可改变其细胞膜上的钙离子流动而影响细胞的功能,使胶原的合成大于分解,从而使胶原聚集而引起牙龈增生。

最近的研究表明,苯妥英钠、环孢素 A 可能通过增加巨噬细胞的血小板生长因子的基因表现而诱导牙龈增生。这些药物能抑制细胞的钙离子摄入(钙是细胞内 ATP 酶活动所必需的)导致牙龈的过度生长。此外,药物对牙龈上皮细胞凋亡的影响作用不可忽视,甚至有的与药物剂量和用药时间呈正相关。这些相关凋亡蛋白的异常表达,可破坏上皮组织的代谢平衡,最终导致龈组织增生。

2.菌斑的作用

菌斑引起的牙龈炎症可能促进药物性牙龈增生的发生。长期服用苯妥英钠,可使原来已有炎症的牙龈发生纤维性增生。有研究表明,牙龈增生的程度与原有的炎症程度和口腔卫生状况有明显关系。人类和动物实验也证实,若无明显的菌斑微生物、局部刺激及牙龈的炎症,或对服药者施以严格的菌斑控制,药物性牙龈增生可以减轻或避免。但也有学者报告,增生可发生于无局部刺激物的牙龈。可以认为,局部刺激因素虽不是药物性牙龈增生的原发因素,但菌斑、牙石、食物嵌塞等引起的牙龈炎症能加速和加重药物性牙龈增生的发展。

(二)病理

不同药物引起的牙龈肥大不仅临床表现相似,组织病理学表现也相同。上皮和结缔组织有显著的非炎症性增生。上皮棘层增厚,钉突伸长到结缔组织深部。结缔组织内有致密的胶原纤维束,成纤维细胞和新生血管均增多。炎症常局限于龈沟附近,为继发或伴发。

(三)临床表现

药物性牙龈增生好发于前牙(特别是下颌),初起为龈乳头增大,继之扩展至唇颊龈,也可发生于舌腭侧牙龈,大多累及全口龈。增生龈可覆盖牙面1/3或更多。病损开始时,点彩增加并出现颗粒状和疣状突起,继之表面呈结节状、球状、分叶状,色红或粉红,质地坚韧。口腔卫生不良、创伤殆、龋齿、不良充填体和矫治器等均能加重病情。增生严重者可波及附着龈并向冠方增大,以致妨碍咀嚼。当牙间隙较大时,病损往往较小,可能由此处清洁作用较好所致。无牙区不发生本病损。牙龈肥大、龈沟加深,易使菌斑、软垢堆积,大多数患者合并有牙龈炎症。此时增生的牙龈可呈深红或暗红色,松软易于出血。增生的牙龈还可挤压牙齿移位,以上、下前牙区较多见。

苯妥英钠性牙龈增生其增生的组织一般在停药后数月之内可自行消退。切除增生牙龈后若继续服药,病变仍可复发。

(四)诊断与鉴别诊断

1.诊断

(1)患者有癫痫或高血压、心脏病或接受过器官移植,并有苯妥英钠、环孢素A、硝苯地平或维拉帕米等的服药史。一般在用药后的3个月即发病。

(2)增生起始于牙间乳头,随后波及龈缘,表面呈小球状、分叶状或桑椹状,质地坚实、略有弹性。牙龈色泽多为淡粉色。

(3)若合并感染则有龈炎的临床表现,存在局部刺激因素。

2.鉴别诊断

药物性牙龈增生主要应与伴有牙龈增生的菌斑性龈炎和龈纤维瘤病相鉴别。

(1)伴有牙龈增生的菌斑性龈炎:又称为增生性龈炎,是慢性炎症性肥大,有明显的局部刺激因素,多因长期接触菌斑所引起。增生性龈炎是牙龈肿大的常见疾病,好发于青少年。龈增生一般进展缓慢,无痛。通常发生于唇颊侧,偶见舌腭侧,主要局限在龈乳头和边缘龈,可限于局部或广泛分布,牙龈的炎症程度较药物性牙龈增生和遗传性牙龈纤维瘤病重。口呼吸患者的牙龈增生位于上颌前牙区,病变区的牙龈变化与邻近未暴露的正常黏膜有明显的界限。牙龈增生大多覆盖牙面的1/3~2/3。一般分为2型。①炎症型(肉芽型):炎症型表现为牙龈深红或暗红,质地松软、光滑,易出血,龈缘肥厚,龈乳头呈圆球状增大。②纤维型:纤维型表现为牙龈实质性肥大,较硬而有弹性,颜色接近正常。临床上炎症型和纤维型常混合存在,病程短者多为炎症型,病程长者多转变为纤维型。

(2)龈纤维瘤病:龈纤维瘤病可有家族史,而无服药史。牙龈增生较广泛,大多覆盖牙面的 2/3 以上,以纤维性增生为主。

(五)治疗

(1)停止使用或更换引起牙龈增生的药物是最根本的治疗,然而大多数患者的病情并不允许停药。因此必须与相关的专科医师协商,考虑更换其他药物或与其他药物交替使用,以减轻不良反应。

(2)去除局部刺激因素:通过洁治、刮治去除菌斑、牙石,消除其他一切导致菌斑滞留的因素,并指导患者切实掌握菌斑控制的方法。治疗后多数患者的牙龈增生可明显好转甚至消退。

(3)局部药物治疗:对于牙龈炎症明显的患者,除了去除菌斑和牙石外,还可用 3% 过氧化氢溶液冲洗龈袋,并在袋内置入抗菌消炎的药物,待炎症减轻后再进行下一步的治疗。

(4)手术治疗:对于虽经上述治疗但增生的牙龈仍不能完全消退者,可进行牙龈切除并成形的手术治疗;对于重度增生的患者,为避免角化龈切除过多,可采用翻瓣加龈切术的方法。术后若不停药和忽略口腔卫生,则易复发。

(5)指导患者严格控制菌斑,以减轻服药期间的牙龈增生程度,减少和避免手术后的复发。

对于需长期服用苯妥英钠、硝苯地平、环孢素 A 等药物的患者,应在开始用药前先治疗原有的慢性牙龈炎。

第二节 牙 周 炎

一、慢性牙周炎

慢性牙周炎原名为成人牙周炎或慢性成人牙周炎。更改名称是因为此类牙周炎虽最常见于成年人,但也可发生于儿童和青少年,而且由于本病的进程缓慢,通常难以确定真正的发病年龄。大部分慢性牙周炎呈缓慢加重,但也可出现间歇性的活动期。此时牙周组织的破坏加速,随后又可转入静止期。大部分慢性牙周炎患者根本不出现爆发性的活动期。

本病为最常见的一类牙周炎,约占牙周炎的 95%,由长期存在的慢性牙龈炎向深部牙周组织扩展而引起。牙龈炎和牙周炎之间虽有明确的病理学区别,但在临床上,两者却是逐渐、隐匿地过渡。因此早期发现和诊断牙周炎十分重要,因为牙周炎的后果远比牙龈炎严重。

(一)临床表现

本病一般侵犯全口多数牙齿,也有少数患者仅发生于一组牙(如前牙)或少数牙。发病有一定的牙位特异性,磨牙和下前牙区及邻接面由于菌斑牙石易堆积,故较易患病。牙周袋的炎症、附着丧失和牙槽骨吸收在牙周炎的早期即已出现,但因程度较轻,一般无明显不适。临床主要的症状为刷牙或进食时出血,或口内有异味,但通常不引起患者的重视。及至形成深牙周袋后,出现牙松动、咀嚼无力或疼痛,甚至发生急性牙周脓肿等,才去就诊,此时多已为晚期。

牙周袋处的牙龈呈现不同程度的慢性炎症,颜色暗红或鲜红、质地松软、点彩消失、边缘圆钝且不与牙面贴附。有些患者由于长期的慢性炎症,牙龈有部分纤维性增生、变厚,表面炎症不明显,但在牙周探诊后,袋内壁有出血,也可有脓。牙周袋探诊深度超过 3 mm,且有附着丧失。如有牙龈萎缩,则探诊深度可能在正常范围,但可见釉牙骨质界已暴露。因此,附着丧失能更准确地反映牙周支持组织的破坏。

慢性牙周炎根据附着丧失和骨吸收的范围及其严重程度可进一步分型。范围是指根据患病的牙数将其分为局限型和广泛型。全口牙中有附着丧失和骨吸收的位点数占总位点数≤30%者为局限型;若>30%的位点受累,则为广泛型。也可根据牙周袋深度、结缔组织附着丧失和骨吸收的程度来分为轻度、中度和重度。上述指标中以附着丧失为重点,它与炎症的程度大多一致,但也可不一致。一般随病程的延长和年龄的增长,病情会累积、加重。流行病学调查资料表明,牙周病的患病率虽高,但重症牙周炎只发生于 10%~15% 的人群。

轻度:牙龈有炎症,探诊出血,牙周袋深度≤4 mm,附着丧失(AL)为 1~2 mm。X 线片显示牙槽骨吸收不超过根长的 1/3。可有轻度口臭。

中度:牙龈有炎症,探诊出血,也可有脓。牙周袋深度≤6 mm,附着丧失为 3~4 mm。X 线片显示牙槽骨水平型或角型吸收超过根长的 1/3,但不超过根长的 1/2。牙齿可能有轻度松动,多根牙的根分叉区可能有轻度病变。

重度:炎症较明显或发生牙周脓肿。牙周袋深度>6 mm,附着丧失≥5 mm。

X线片显示牙槽骨吸收超过根长的1/2,多根牙有根分叉病变,牙多有松动。

慢性牙周炎患者除有上述特征外,晚期常可出现其他伴发症状。①牙松动、移位和龈乳头萎缩,可造成食物嵌塞。②牙周支持组织减少,造成继发性殆创伤。③牙龈萎缩使牙根暴露,对温度敏感,并容易发生根面龋,在前牙还会影响美观。④深牙周袋内脓液引流不畅,或身体抵抗力降低时,可发生急性牙周脓肿。⑤深牙周袋接近根尖时,可引起逆行性牙髓炎。⑥牙周袋溢脓和牙间隙内食物嵌塞,可引起口臭。

(二)诊断特征

(1)多为成年人,也可见于儿童或青少年。

(2)有明显的菌斑、牙石及局部刺激因素,且与牙周组织的炎症和破坏程度比较一致。

(3)根据累及的牙位数,可进一步分为局限性(≤30%位点)和广泛型(>30%);根据牙周附着丧失的程度,可分为轻度(AL 1～2 mm)、中度(AL 3～4 mm)和重度(AL≥5 mm)。

(4)患病率随年龄增大而增加,病情一般缓慢进展而加重,也可间有快速进展的活动期。

(5)全身一般健康,也可有某些危险因素,如吸烟、精神压力、骨质疏松等。

中度以上的慢性牙周炎诊断并不困难,但早期牙周炎与牙龈炎的区别不甚明显,须通过仔细检查而及时诊断,以免贻误正确的治疗(表 3-1)。

表 3-1　牙龈炎和早期牙周炎的区别

区别项目	牙龈炎	早期牙周炎
牙龈炎症	有	有
牙周袋	假性牙周袋	真性牙周袋
附着丧失	无	有,能探到釉牙骨质界
牙槽骨吸收	无	嵴顶吸收,或硬骨板消失
治疗结果	病变可逆,牙龈组织恢复正常	炎症消退,病变静止,但已破坏的支持组织难以完全恢复正常

在确诊为慢性牙周炎后,还应通过仔细的病史询问和必要的检查,发现患者有无牙周炎的易感因素,如全身疾病、吸烟等,并根据病情确定其严重程度、目前牙周炎是否为活动期等,并据此制订针对性的治疗计划和判断预后。

(三)治疗原则

慢性牙周炎早期治疗的效果较好,能使病变停止进展,牙槽骨有少量修复。只要患者能认真清除菌斑并定期复查,则疗效就能长期保持。治疗应以消除菌斑、牙石等局部刺激因素为主,辅以手术等方法。由于口腔内各个牙的患病程度和病因刺激物的多少不一致,必须针对每个患牙的具体情况,制订全面的治疗计划。

1.局部治疗

(1)控制菌斑:菌斑是牙周炎的主要病原刺激物,而且清除之后还会不断在牙面堆积。因此必须向患者进行细致地讲解和指导,使其充分理解坚持不懈地清除菌斑的重要性。此种指导应贯穿于治疗的全过程,每次就诊时均应检查患者菌斑控制的程度,并作记录。有菌斑的牙面占全部牙面的20%以下才算合格。牙周炎在龈上牙石被刮除以后,如菌斑控制方法未被掌握,牙石重新沉积的速度是很快的。

(2)彻底清除牙石,平整根面:龈上牙石的清除称为洁治术,龈下牙石的清除称为龈下刮治或深部刮治。龈下刮治除了刮除龈下牙石外,还须将暴露在牙周袋内的含有大量内毒素的病变牙骨质刮除,使根面平整而光滑。平整的根面使微生物数量大大减少,并搅乱了生物膜的结构,改变了龈下的环境,使细菌不易重新附着。牙龈结缔组织有可能附着于根面,形成新附着。

经过彻底的洁治和根面平整后,临床上可见牙龈的炎症和肿胀消退,出血和溢脓停止,牙周袋变浅、变紧。袋变浅是由于牙龈萎缩及袋壁胶原纤维的新生,牙龈变得致密,探针不再穿透结合上皮进入结缔组织内,也可能有新的结缔组织附着于根面。洁治和刮治术是牙周炎的基础治疗,任何其他治疗手段只应作为基础治疗的补充手段。

(3)牙周袋及根面的药物处理:大多数患者在根面平整后,组织能顺利愈合,不需药物处理。对一些炎症严重、肉芽增生的深牙周袋,在刮治后可用药物处理袋壁。必要时可用复方碘液,它有较强的消炎、收敛作用,注意避免烧灼邻近的黏膜。

近年来,牙周袋内局部放置缓释型的抗菌药物取得了较好的临床效果,药物能较长时间停留于牙周袋内,起到较好的疗效。可选用的药物如甲硝唑、四环素及其同族药物如米诺环素、氯己定(洗必泰)等。有学者报道,用含有上述药物的凝胶或溶液冲洗牙周袋,袋内的微生物也消失或明显减少。但药物治疗只能作为机械方法清除牙石后的辅助治疗,不能取代除石治疗。

（4）牙周手术：上述治疗后，若仍有较深的牙周袋，或根面牙石不易彻底清除，炎症不能控制，则可进行牙周手术。其优点是可以在直视下彻底刮除根面的牙石及不健康的肉芽组织，必要时还可修整牙槽骨的外形或截除患根、矫正软组织的外形等等。手术后牙周袋变浅、炎症消退、骨质吸收停止，甚至可有少量骨修复。理想的手术效果是形成新附着，使牙周膜的结缔组织细胞重新在根面沉积牙骨质，并形成新的牙周膜纤维束和牙槽骨。这就是牙周组织的再生性手术，是目前临床和理论研究的热点，临床取得了一定的成果，但效果有待提高。

（5）松动牙固定术：用各种材料和方法制成牙周夹板，将一组患牙与其相邻的稳固牙齿连结在一起，使𬌗力分散于一组牙上，减少了患牙承受的超重力或侧向扭转力的损害。这种固定术有利于牙周组织的修复。一般在松牙固定后，牙齿稳固、咀嚼功能改善。有些病例在治疗数月后，X线片可见牙槽骨硬骨板致密等效果。本法的缺点是，对局部的菌斑控制措施有一定的妨碍。因此，一定要从有利于菌斑控制的方面改善设计，才能使本法持久应用。如果患者有缺失牙齿需要修复，而基牙或邻近的患牙因松动而需要固定，也可在可摘式义齿上设计一定的固定装置，或用制作良好的固定桥来固定松动牙。并非所有松动牙都需要固定，主要是患牙松动度持续加重、影响咀嚼功能者才需要固定。

（6）调𬌗：如果X线片显示牙槽骨角形缺损或牙周膜增宽，就要对该牙做有无𬌗干扰的检查。如有扪及震颤，再用蜡片法或咬合纸法查明早接触点的部位及大小，然后进行选磨。如果不能查到𬌗干扰，说明该牙目前并不存在创伤，可能是曾经有过创伤，但由于早接触点已被磨损，或由于牙周组织的自身调节，创伤已经缓解，这种情况不必做调𬌗处理。

（7）拔除不能保留的患牙：严重而无法挽救的患牙必须及早拔除，以免影响治疗和增加再感染的机会。拔牙创的愈合可使原来的牙周病变区破坏停止而出现修复性改变，这一转机对邻牙的治疗有着良好的影响。

（8）坚持维护期治疗：牙周炎经过正规治疗后，一般能取得较好的效果，但长期疗效的保持取决于是否能定期复查和进行必要的后续治疗，患者的自我菌斑控制也是至关重要的。根据患者的病情及菌斑控制的好坏来确定复查的间隔时间，每次复查均应对患者进行必要的口腔卫生指导和预防性洁治。若有病情未被控制的牙位，则应进行相应的治疗。总之，牙周炎的治疗绝非一劳永逸的，维护期治疗是保持长期疗效的关键。

2.全身治疗
慢性牙周炎除非出现急性症状，一般不需采用抗生素类药物。对严重病例可口服甲硝唑 0.2 g,每天 3～4 次,共服 1 周,或服螺旋霉素 0.2 g,每天 4 次,共服 5～7 天。有些患者有慢性系统性疾病,如糖尿病、心血管疾病等,应与内科医师配合,积极治疗和控制全身疾病。成功的牙周治疗对糖尿病的控制也有积极意义。

大多数慢性牙周炎患者经过恰当的治疗后,病情可得到控制,但也有少数患者疗效很差。有报告显示,对 600 名牙周炎患者追踪观察平均 22 年后,83% 的患者疗效良好、13% 病情加重、4% 则明显恶化(人均失牙 10～23 个)。过去把后两类牙周炎称为难治性牙周炎或顽固性牙周炎。这些患者可能有特殊的致病菌,或牙体和牙周病变的形态妨碍了彻底地清除病原刺激物。有学者报告此类患者常为重度吸烟者。

二、侵袭性牙周炎

侵袭性牙周炎是一组在临床表现和实验室检查方面(包括化验和微生物学检查)均与慢性牙周炎有明显区别的、相对少见的牙周炎。它包含了 1989 年旧分类中的 3 个类型,即青少年牙周炎、快速进展性牙周炎和青春前期牙周炎,曾一度将这 3 个类型合称为早发性牙周炎。实际上这类牙周炎虽多发于年轻人,但也可见于成年人。本病一般来说发展较迅猛,但也可转为间断性的静止期,而且临床上对进展速度也不易判断。因此在 1999 年的国际研讨会上建议更名为侵袭性牙周炎。

(一)危险因素

对侵袭性牙周炎的病因尚未完全明了,大量的病因证据主要源于过去对青少年牙周炎的研究结果。现认为某些特定微生物的感染及机体防御能力的缺陷是引起侵袭性牙周炎的主要因素。

1.微生物

大量的研究表明伴放线嗜血菌是侵袭性牙周炎的主要致病菌,其主要依据如下。

(1)从局限性青少年牙周炎患牙的龈下菌斑中可分离出伴放线嗜血菌,阳性率高达 90%～100%,而同一患者口中的健康牙或健康人的牙则检出率明显得低(<20%),慢性牙周炎患者伴放线嗜血菌的检出率也低于局限型青少年牙周炎。但也有些学者(尤其是中国和日本)报告未能检出伴放线嗜血菌,或是所检出的伴放线嗜血菌为低毒性株,而主要分离出牙龈卟啉单胞菌、腐蚀艾肯菌、中间普氏菌、具核梭杆菌等。这可能是重症患者的深牙周袋改变了微生态环境,使

一些严格厌氧菌成为优势菌,而伴放线嗜血菌不再占主导,也可能确实存在着种族和地区的差异。广泛型侵袭性牙周炎的龈下菌群主要为牙龈卟啉单胞菌、福赛拟杆菌、腐蚀艾肯菌等。也有学者报告,在牙周健康者和儿童口腔中也可检出伴放线嗜血菌,但占总菌的比例较低。

(2)伴放线嗜血菌产生多种对牙周组织有毒性和破坏作用的产物,例如白细胞毒素,能损伤乃至杀死中性粒细胞和单核细胞,并引起动物的实验性牙周炎。伴放线嗜血菌表面的膜泡脱落可使毒素播散,还产生上皮毒素、骨吸收毒素、细胞坏死膨胀毒素和致凋亡毒素等。

(3)引发宿主的免疫反应:局限型侵袭性牙周炎患者的血清中有明显升高的抗伴放线嗜血菌抗体,牙龈局部和龈沟液内也产生大量的特异抗体甚至高于血清水平,说明这种免疫反应发生于牙龈局部。伴放线嗜血菌产生的内毒素可激活上皮细胞、中性粒细胞、成纤维细胞和单核细胞,产生大量的细胞因子,引发炎症反应。

(4)牙周治疗可使伴放线嗜血菌量明显减少或消失,当病变复发时,该菌又复出现。有学者报告,由于伴放线嗜血菌能入侵牙周组织,单纯的机械治疗不能消除伴放线嗜血菌,临床疗效欠佳,口服四环素后,伴放线嗜血菌消失,临床疗效转佳。

近年来有些学者报告,从牙周袋内分离出病毒、真菌甚至原生生物,可能与牙周病有关。

2.全身背景

(1)白细胞功能缺陷:已有大量研究证明本病患者周缘血中的中性粒细胞和/或单核细胞的趋化功能降低。有的学者报告,吞噬功能也有障碍,这种缺陷带有家族性,患者的同胞中有的也可患侵袭性牙周炎,或虽未患牙周炎,却也有白细胞功能缺陷。但侵袭性牙周炎患者的白细胞功能缺陷并不导致全身其他部位的感染性疾病。

(2)产生特异抗体:研究还表明与伴放线嗜血菌的糖类抗原发生反应的抗体主要是 IgG_2 亚类,其在局限型侵袭性牙周炎患者中水平升高,而广泛型侵袭性牙周炎则缺乏此亚类。这提示 IgG_2 抗体起保护作用,可阻止病变的扩散。

(3)遗传背景:本病常有家族聚集现象,也有种族易感性的差异,因此,本病也可能有遗传背景。

(4)牙骨质发育异常:有少量报道,发现局限型青少年牙周炎患者的牙根尖而细,牙骨质发育不良,甚至无牙骨质,不仅已暴露于牙周袋内的牙根如此,在其根方尚未发生病变处的牙骨质也有发育不良。说明这种缺陷不是疾病的结果，而是发育中的问题。国内有报告侵袭性牙周炎患者发生单根牙牙根形态异常的概率高于牙周健康者和慢性牙周炎患者;有牙根形态异常的牙,其牙槽骨吸收重于形态正常者。

3.环境和行为因素

吸烟的量和时间是影响年轻人牙周破坏范围的重要因素之一。吸烟的广泛型侵袭性牙周炎患者比不吸烟的广泛型侵袭性牙周炎患者患牙数多、附着丧失量也多。吸烟对局限型患者的影响较小。口腔卫生的好坏也对疾病有影响。

总之,现代的观点认为牙周炎不是由一种细菌引起的,而是多种微生物共同作用。高毒性的致病菌是必需的致病因子,而高易感性宿主的防御功能低下和/或过度的炎症反应所导致牙周组织的破坏是发病的重要因素,吸烟、遗传基因等调节因素也可能起一定的促进作用。

(二)组织病理学改变

侵袭性牙周炎的组织学变化与慢性牙周炎无明显区别,均以慢性炎症为主。免疫组织化学研究发现,本病的牙龈结缔组织内也以浆细胞浸润为主,但其中产生 IgA 的细胞少于慢性牙周炎者,游走到袋上皮内的中性粒细胞数目也较少,这可能是细菌易于入侵的原因之一。电镜观察到在袋壁上皮、牙龈结缔组织甚至牙槽骨的表面可有细菌入侵,主要为革兰氏阴性菌及螺旋体。近年还有学者报告,中性粒细胞和单核细胞对细菌的过度反应,密集的白细胞浸润及过量的细胞因子和炎症介质表达,可能导致严重的牙周炎症和破坏。

(三)临床表现

根据患牙的分布可将侵袭性牙周炎分为局限型和广泛型。局限型大致相当于过去的局限型青少年牙周炎,广泛型相当于过去的弥漫型青少年牙周炎和快速进展性牙周炎。局限型侵袭性牙周炎和广泛型侵袭性牙周炎的临床特征有相同之处,也各有其不同处。在我国,典型的局限型侵袭性牙周炎较为少见,这一方面可能由于患者就诊较晚,病变已蔓延至全口多个牙,另一方面可能有种族背景。

1.快速进展的牙周组织破坏

快速的牙周附着丧失和骨吸收是侵袭性牙周炎的主要特点。严格来说,"快速"的确定应依据在两个时间点所获得的临床记录或 X 线片来判断,然而此种资料不易获得。临床上常根据"严重的牙周破坏发生在较年轻的患者"来作出快速进展的判断。有学者估计,本型患者的牙周破坏速度比慢性牙周炎快3~4倍,患者常在20岁左右即已须拔牙或出现牙自行脱落。

2.年龄与性别

本病患者一般年龄较小,发病可始于青春期前后,因早期无明显症状,患者就诊时常在20岁左右。有学者报告,广泛型患者的平均年龄大于局限型患者,一般也在30岁以下,但也可发生于35岁以上的成年人。女性多于男性,但也有学者报告年幼者以女性为多,稍长后性别无差异。

3.口腔卫生情况

本病一个突出的表现是局限型患者的菌斑、牙石量很少,牙龈表面的炎症轻微,但却已有深牙周袋,牙周组织破坏程度与局部刺激物的量不成比例。牙龈表面虽然无明显炎症,实际上在深袋部位是有龈下菌斑的,而且袋壁也有炎症,探诊后出血。广泛型的菌斑、牙石量因人而异,多数患者有大量的菌斑和牙石,也可很少。牙龈有明显的炎症,呈鲜红色,并可伴有龈缘区肉芽性增殖,易出血,可有溢脓,晚期还可以发生牙周脓肿。

4.好发牙位

1999年新分类法规定,局限型侵袭性牙周炎的特征是"局限于第一恒磨牙或切牙的邻面有附着丧失,至少波及两个恒牙,其中一个为第一磨牙。其他患牙(非第一磨牙和切牙)不超过两个"。换言之,典型的患牙局限于第一恒磨牙和上下切牙,多为左右对称。X线片可见第一磨牙的近远中均有垂直型骨吸收,形成典型的"弧形吸收"(图3-1),在切牙区多为水平型骨吸收。但早期的患者不一定波及所有的切牙和第一磨牙。广泛型的特征为"广泛的邻面附着丧失,侵犯第一磨牙和切牙以外的牙数在3颗以上"。也就是说,侵犯全口大多数牙。

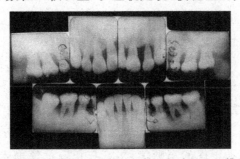

图3-1 局限型侵袭性牙周炎的X线片示第一恒磨牙处牙槽骨的弧形吸收

5.家族聚集性

家族中常有多人患本病,患者的同胞有50%患病机会。其遗传背景可能与白细胞功能缺陷有关,也有学者认为是 X 连锁性遗传或常染色体显性遗传等。但也有一些学者认为是牙周致病菌在家族中的传播所致。临床上并非每位侵袭性牙周炎患者均有家族史。

6.全身情况

侵袭性牙周炎患者一般全身健康,无明显的系统性疾病,但部分患者具有中性粒细胞和/或单核细胞的功能缺陷。多数患者对常规治疗,如刮治和全身药物治疗,有明显的疗效,但也有少数患者经任何治疗都效果不佳,病情迅速加重直至牙齿丧失。

广泛型和局限型究竟是两个独立的类型,抑或广泛型侵袭性牙周炎是局限型发展和加重的结果,尚不肯定。但有不少研究结果支持两者为同一疾病不同阶段的观点:①年幼者以局限型较多,而年长者患牙数目增多,以广泛型为多。②局限型患者血清中的抗伴放线嗜血菌特异抗体水平明显地高于广泛型患者,起保护作用的 IgG_2 亚类水平也高于广泛型。③有些广泛型侵袭性牙周炎患者的第一磨牙和切牙病情较重,且有典型的"弧形吸收"影像,提示这些患者可能由局限型病变发展而来。

(四)诊断特点

本病应抓住早期诊断这一环,因患者起初无明显症状,待就诊时多已为晚期。如果一名青春期前后的年轻患者,菌斑、牙石等刺激物不多,炎症不明显,但发现有少数牙松动、移位或邻面深袋,局部刺激因子与病变程度不一致等,则应引起重视。重点检查切牙及第一磨牙邻面,并拍摄 X 线片,殆翼片有助于发现早期病变。有条件时,可做微生物学检查,发现伴放线嗜血菌或大量的牙龈卟啉单胞菌,或检查中性粒细胞有无趋化和吞噬功能的异常,若为阳性,对诊断本病十分有利。早期诊断及治疗对保留患牙和控制病情极为重要。对于侵袭性牙周炎患者的同胞进行牙周检查,有助于早期发现其他病例。

临床上常以年龄(35 岁以下)和全口大多数牙的重度牙周破坏,作为诊断广泛型侵袭性牙周炎的标准,也就是说牙周破坏程度与年龄不相称。但必须明确的是,并非所有年轻患者的重度牙周炎均可诊断为侵袭性牙周炎,应先排除一些明显的局部和全身因素:①是否有严重的错殆导致咬合创伤,加速了牙周炎的病程。②是否曾接受过不正规的正畸治疗,或在正畸治疗前未认真治疗已存在的牙周病。③有无食物嵌塞、邻面龋、牙髓及根尖周病、不良修复体等局部促进因素,加重了菌斑堆积,造成牙龈的炎症和快速的附着丧失。④有无伴随的全身疾病,如未经控制的糖尿病、白细胞黏附缺陷、HIV 感染等。上述①~③的存在可以加速慢性牙周炎的牙槽骨吸收和附着丧失,如有④则应列入伴有全身疾病的牙周炎中,其治疗也不仅限于口腔科。如有条件检测患者周缘血的中性粒细胞和单核细胞的趋化及吞噬功能、血清 IgG_2 水平,或微生物学检测,则有助于诊断。有时阳性家族史也有助于诊断本病。

最近有学者提出,有的年轻人和青少年,有个别牙齿出现附着丧失,但其他方面不符合早发性牙周炎者,可称之为偶发性附着丧失。例如个别牙因咬合创伤或错𬌗所致的牙龈萎缩、拔除智齿后第二磨牙远中的附着丧失等。这些个体可能为侵袭性牙周炎或慢性牙周炎的易感者,应密切加以复查和监测,以利早期诊断。

(五)治疗原则

1.早期治疗,防止复发

本病常导致患者早年失牙,因此特别强调早期、彻底地治疗,主要是彻底消除感染。治疗原则基本同慢性牙周炎,洁治、刮治和根面平整等基础治疗是必不可少的,多数患者对此有较好的疗效。治疗后病变转入静止期。但因为伴放线嗜血菌及其他细菌可入侵牙周组织,单靠机械刮治不易彻底消除入侵的细菌,有的患者还需用翻瓣手术清除组织内的微生物。本病治疗后较易复发(国外报道复发率约为1/4),因此应加强定期的复查和必要的后续治疗。根据每位患者菌斑和炎症的控制情况,确定复查的间隔期。开始时为每1~2个月1次,半年后若病情稳定,可逐渐延长。

2.应用抗菌药物

有报告,本病单纯用刮治术不能消除入侵牙龈中的伴放线嗜血菌,残存的微生物容易重新在牙根面定植,使病变复发。因此主张全身服用抗生素作为辅助疗法。国外主张使用四环素0.25 g,每天4次,共服2~3周。也可用小剂量多西环素(强力霉素),50 mg,每天2次。这两种药除有抑菌作用外,还有抑制胶原酶的作用,可减少牙周组织的破坏。近年来还主张在龈下刮治后口服甲硝唑和阿莫西林,两者合用效果优于单一用药。在根面平整后的深牙周袋内放置缓释的抗菌制剂,如甲硝唑、米诺环素、氯己定等,也有良好疗效。文献报道,上述抗菌制剂可减少龈下菌斑的重新定植,减少病变的复发。

3.调整机体防御功能

宿主对细菌感染的防御反应在侵袭性牙周炎的发病和发展方面起重要的作用。近年来人们试图通过调节宿主的免疫和炎症反应过程来减轻或治疗牙周炎。例如多西环素可抑制胶原酶,非甾体抗炎药(NSAID)可抑制花生四烯酸产生前列腺素,阻断和抑制骨吸收,这些均有良好的前景。中医学强调全身调理,国内有些学者报告用六味地黄丸为基础的固齿丸(膏),在牙周基础治疗后服用数月,可提高疗效和明显减少复发率。服药后,患者的白细胞趋化和吞噬功能及免疫功能也有所改善。吸烟是牙周炎的危险因素,应劝患者戒烟。还应努力发现和调整其他全身因素及宿主防御反应方面的缺陷。

4.综合治疗

对于病情不太重而有牙移位的患者,可在炎症控制后,用正畸方法将移位的牙复位排齐,但正畸过程中务必加强对菌斑的控制和牙周病情的监控,加力也宜轻缓。牙体或牙列的修复也要注意应有利于菌斑的控制。

总之,牙周炎是一组临床表现为慢性炎症和支持组织破坏的疾病,它们都是感染性疾病,有些人长期带菌却不发病,而另一些人却发生牙龈炎或牙周炎。牙周感染与身体其他部位的慢性感染有相同之处,但又有其独特之处,主要由牙体、牙周组织的特点所决定。龈牙结合部直接暴露在充满各种微生物的口腔环境中,细菌生物膜长期不断地定植于表面坚硬且不脱落的牙面上,又有丰富的来自唾液和龈沟液的营养。牙根及牙周膜、牙槽骨则是包埋在结缔组织内,与全身各系统及组织有密切的联系,宿主的防御系统能达到牙周组织的大部分,但又受到一定的限制。这些都决定着牙周炎的慢性、不易彻底控制、容易复发、与全身情况有双向影响等特点。

牙周炎是多因素疾病,决定着发病与否和病情程度的因素有微生物的种类、毒性和数量,宿主对微生物的应战能力,环境因素(如吸烟、精神压力等),某些全身疾病和状况的影响(如内分泌、遗传因素)等。有证据表明牙周炎也是一个多基因疾病,不是由单个基因所决定的。

牙周炎在临床上表现为多类型。治疗主要是除去菌斑及其他促进因子,但对不同类型、不同阶段的牙周炎及其并发病变,需要使用多种手段(非手术、手术、药物、正畸、修复等)的综合治疗。

牙周炎的治疗并非一劳永逸的,而需要终身维护和必要的重复治疗。最可庆幸和重要的一点是,牙周炎和牙龈炎都是可以预防的疾病,通过公众自我保护意识的加强、防治条件的改善及口腔医务工作者不懈的努力,牙周病是可以被消灭和控制的。

三、反映全身疾病的牙周炎

属于本范畴的牙周炎主要有两大类,即血液疾病(白细胞数量和功能的异常、白血病等)和某些遗传性疾病。以下介绍一些较常见而重要的全身疾病在牙周组织的表现。

(一)掌跖角化-牙周破坏综合征

本病特点是手掌和足跖部的皮肤过度角化,牙周组织严重破坏。有的病例还伴有硬脑膜的钙化。患者全身一般健康,智力正常。本病罕见,患病率为1%～4%。

1.临床表现

皮损及牙周病变常在4岁前同时出现,有学者报告,可早在出生后11个月。皮损包括手掌、足底、膝部及肘部局限的过度角化、鳞屑、皲裂,有多汗和臭汗。约有1/4患者易有身体它处感染。牙周病损在乳牙萌出不久即可发生,深牙周袋炎症严重,溢脓、口臭,骨质迅速吸收,在5～6岁时乳牙即相继脱落,创口愈合正常。待恒牙萌出后又发生牙周破坏,常在10多岁时自行脱落或被拔除。有的患者第三磨牙也会在萌出后数年内脱落,有的则报告第三磨牙不受侵犯。

2.病因

(1)本症的菌斑成分与成人牙周炎的菌斑较类似,而不像侵袭性牙周炎。在牙周袋近根尖区域有大量的螺旋体,在牙骨质上也黏附有螺旋体。有学者报告,患者血清中有抗伴放线嗜血菌的抗体,袋内可分离出该菌。

(2)本病为遗传性疾病,属于常染色体隐性遗传。父母不患该症,但可能为血缘婚姻(约占23%),双亲必须均携带常染色体基因才使其子女患本病。患者的同胞中也可有患本病者,男女患病机会均等。有学者报告本病患者的中性粒细胞趋化功能异常。

3.病理

与慢性牙周炎无明显区别。牙周袋壁有明显的慢性炎症,主要为浆细胞浸润,袋壁上皮内几乎见不到中性粒细胞。破骨活动明显,成骨活动很少。患牙根部的牙骨质非常薄,有时仅在根尖区存在较厚的有细胞的牙骨质。X线片见牙根细而尖,表明牙骨质发育不良。

4.治疗原则

对于本病,常规的牙周治疗效果不佳,患牙的病情常持续加重,直至全口拔牙。近年来有学者报告,对患儿可将全部乳牙拔除,当恒切牙和第一恒磨牙萌出时,再口服10～14天抗生素,可防止恒牙发生牙周破坏。若患儿就诊时已有恒牙萌出或受累,则将严重患牙拔除,重复多疗程口服抗生素,同时进行彻底的局部牙周治疗,每2周复查和洁治1次,保持良好的口腔卫生。在此情况下,有些患儿新萌出的恒牙可免于罹病。这种治疗原则的出发点是基于本病是伴放线嗜血菌或某些致病微生物的感染,而且致病菌在牙齿刚萌出后即附着于该牙面。在关键时期(如恒牙萌出前)拔除一切患牙,创造不利于致病菌生存的环境,以防止新病变的发生。这种治疗原则取得了一定效果,但病例尚少,仍须长期观察,并辅以微生物学研究。患者的牙周炎控制或拔牙后,皮损仍不能痊愈,但可略减轻。

(二)Down 综合征

本病又名先天愚型,或 21-三体综合征,是一种由染色体异常所引起的先天性疾病。一型是典型的染色体第 21 对三体病,有 47 个染色体,另一型只有 23 对染色体,第 21 对移到其他染色体上。本病可有家族性。

患者有发育迟缓和智力低下表现。约一半患者有先天性心脏病,约 15% 患儿于 1 岁前夭折。患者面部扁平、眶距增宽、鼻梁低宽、颈部短粗,常有上颌发育不足、萌牙较迟、错𬌗畸形、牙间隙较大、系带附着位置过高等问题。几乎 100% 患者均有严重的牙周炎,且其牙周破坏程度远超过菌斑、牙石等局部刺激物。本病患者的牙周破坏程度重于其他非先天愚型的弱智者。全口牙齿均有深牙周袋及炎症,下颌前牙较重,有时可有牙龈萎缩。病情迅速加重,有时可伴坏死性龈炎。乳牙和恒牙均可受累。

患者的龈下菌斑微生物与一般牙周炎患者并无明显区别。有学者报告,产黑色素的普雷沃菌群增多。牙周病情的快速恶化可能与中性粒细胞的趋化功能低下有关,也有报告白细胞的吞噬功能和细胞内杀菌作用也降低。

本病无特殊治疗,彻底的常规牙周治疗和认真控制菌斑,可减缓牙周破坏。但由于患儿智力低下,常难以坚持治疗。

(三)糖尿病

糖尿病是与多种遗传因素有关的内分泌异常疾病。由于胰岛素的生成不足、功能不足或细胞表面缺乏胰岛素受体等机制,患者机体产生胰岛素抵抗,患者的血糖水平升高,糖耐量降低。糖尿病与牙周病在我国的患病率都较高,两者都属于多基因疾病,都有一定程度的免疫调节异常。

1999 年的牙周病分类国际研讨会上,专家们认为糖尿病可以影响牙周组织对细菌的反应性。他们把"伴糖尿病的牙龈炎"列入"受全身因素影响的菌斑性牙龈病"中,然而在"反映全身疾病的牙周炎"中却未列入糖尿病。在口腔科临床上看到的大多为 2 型糖尿病患者,他们的糖尿病主要影响牙周炎的发病和严重程度。尤其是血糖控制不良的患者，其牙周组织的炎症较重，龈缘红肿呈肉芽状增生，易出血和发生牙周脓肿，牙槽骨破坏迅速，导致深袋和牙松动，牙周治疗后也较易复发。血糖控制后，牙周炎的情况会有所好转。有学者提出将牙周炎列为糖尿病的第六并发症（其他并发症为肾病变、神经系统病变、视网膜病变、大血管病变、创口愈合缓慢）。文献表明，血糖控制良好的糖尿病患者，其对基础治疗的疗效与无糖尿病的、牙周破坏程度相似的患者无明显差别。近年来国内外均有报道，彻底有效的牙周治疗不仅使牙周病变减轻，还可使糖尿病患者的糖化血红蛋白（HbA1c）和 TNF-α 水平显著降低，胰岛素的用量减少，龈沟液中的弹力蛋白酶水平下降。这从另一方面支持牙周炎与糖尿病的密切关系。但也有学者报告，除牙周基础治疗外，还需全身或局部应用抗生素，才能使糖化血红蛋白含量下降。

（四）艾滋病

1.临床表现

1987 年，Winkler 等首先报告艾滋病患者的牙周炎，患者在 3～4 个月内牙周附着丧失可达 90%。目前认为与 HIV 有关的牙周病损主要有 2 种。

（1）线形牙龈红斑。在牙龈缘处有明显的、鲜红的、宽 2～3 mm 的红边，在附着龈上可呈瘀斑状，极易出血。此阶段一般无牙槽骨吸收。现认为该病变是由白色念珠菌感染所致，对常规治疗反应不佳。对线形牙龈红斑的发生率报告不一，它有较高的诊断意义，可能为坏死性溃疡性牙周炎的前驱症状。但此种病损也可偶见于非 HIV 感染者，需仔细鉴别。

（2）坏死性溃疡性牙周病。1999 年的新分类认为尚不能肯定坏死性溃疡性牙龈炎和坏死性溃疡性牙周炎是否为两个不同的疾病，因此主张将两者统称为坏死性溃疡性牙周病。

艾滋病患者所发生的坏死性溃疡性牙龈炎临床表现与非 HIV 感染者十分相似，但病情较重，病势较凶，需结合其他检查来鉴别。坏死性溃疡性牙周炎则可由患者抵抗力极度低下而从坏死性溃疡性牙龈炎迅速发展而成，也可能是在原有的慢性牙周炎基础上，坏死性溃疡性牙龈炎加速和加重了病变。在 HIV 感染者中坏死性溃疡性牙周炎的发生率在 4%～10%。坏死性溃疡性牙周炎患者的骨吸收和附着丧失特别重，有时甚至有死骨形成，但牙龈指数和菌斑指数并不一定相应的高。换言之，在局部因素和炎症并不太重，而牙周破坏迅速，且有坏死性龈病损的特征时，应引起警惕，注意寻找其全身背景。有学者报告，坏死性溃疡性牙周炎与机体免疫功能的极度降低有关，T 辅助细胞（CD4$^+$）的计数与附着丧失程度呈负相关。正常人的 $CD4^+$ 计数为 $600\sim1\,000/mm^3$，而艾滋病合并坏死性溃疡性牙周炎的患者则明显降低，可达 $100/mm^3$ 以下，此种患者的短期病死率较高。严重者还可发展为坏死性溃疡性口炎。

艾滋病在口腔黏膜的表现还有毛状白斑、白色念珠菌感染、复发性口腔溃疡等，晚期可发生 Kaposi 肉瘤，其中约有一半可发生在牙龈上，必要时可做病理检查以证实。

如上所述，线形牙龈红斑、坏死性溃疡性牙龈炎、坏死性溃疡性牙周炎、白色念珠菌感染等均可发生于正常的无 HIV 感染者，或其他免疫功能低下者。因此不能仅凭上述临床表征就作出艾滋病的诊断。口腔科医师的责任是提高必要的警惕，对可疑的病例进行恰当和必要的化验检查，必要时转诊。

2.治疗原则

坏死性牙龈炎和坏死性牙周炎患者均可按常规的牙周治疗方法治疗，如局部清除牙石和菌斑，全身给以抗菌药，首选为甲硝唑，200 mg，每天 3～4 次，共服 5～7 天，它比较不容易引起继发的真菌感染，还需使用 0.12%～0.20% 的氯己定含漱液，它对细菌、真菌和病毒均有杀灭作用。治疗后疼痛常可在 24～36 小时内消失。线形牙龈红斑对常规牙周治疗的反应较差，难以消失，常需全身使用抗生素。

四、根分叉病变

根分叉病变是牙周炎的伴发病损，指病变波及多根牙的根分叉区，可发生于任何类型的牙周炎。下颌第一磨牙患病率最高，上颌前磨牙最低。

(一)病因

(1)本病只是牙周炎发展的一个阶段，菌斑仍是其主要病因。只是由于根分叉区一旦暴露，该处的菌斑控制和牙石的清除比较困难，加速或加重病变的发展。

(2)拾创伤是本病的一个加重因素，因为根分叉区是对拾力敏感的部位，一旦牙龈的炎症进入该区，组织的破坏会加速进行，常造成凹坑状或垂直型骨吸收。尤其是病变局限于一个牙齿或单一牙根时，更应考虑拾创伤的因素。

(3)解剖因素：约 40% 的多根牙在牙颈部有釉突，有的可伸进分叉区，在该处易形成病变。约有 75% 的牙齿，其根分叉距釉牙骨质界较近，一旦有牙周袋形成，病变很容易扩延到根分叉区。在磨牙的髓室底常有数目不等的副根管，可使牙髓的炎症和感染扩散到根分叉区。尤其在患牙的近远中侧牙槽骨完整，病变局限于分叉区者,更应考虑此因素。

(二)病理

根分叉区的组织病理改变并无特殊性。牙周袋壁有慢性炎症,骨吸收可为水平型或垂直型,邻近部位可见不同程度的骨质修复。牙根表面有牙石、菌斑,也可见到有牙根吸收或根面龋。

(三)临床表现

根分叉区可能直接暴露于口腔,也可被牙周袋所遮盖,须凭探诊来检查。除用牙周探针探查该处的牙周袋深度外,还需用弯探针在水平方向探查分叉区病变的程度。Glickman 提出根据病变程度可分为 4 度。

1.一度

牙周袋深度已到达根分叉区,探针可探到根分叉外形,但分叉内的牙槽骨没有明显破坏,弯探针不能进入分叉区。X 线片上看不到骨质吸收(图 3-2)。

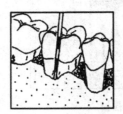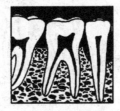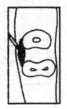

图 3-2 一度分叉区病损

2.二度

分叉区的骨吸收仅局限于颊侧或舌侧,或虽然颊、舌侧均已有吸收,却尚未相通。X 线片显示该区仅有牙周膜增宽,或骨质密度略减低。根据骨质吸收的程度,又可将二度病变分为早期和晚期。早期二度为探针水平方向探入根分叉的深度<3 mm,或未超过该牙颊舌径的 1/2;晚期二度病变则探针水平探入超过3 mm,或超过颊舌径的 1/2,但不能与对侧相通,也就是说,分叉区尚有一部分骨间隔存在(图 3-3)。

3.三度

病变波及全部根分叉区,根间牙槽骨全部吸收,探针能通过分叉区,但牙龈仍覆盖分叉区。X 线片见该区骨质消失呈透射区(图 3-4)。

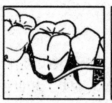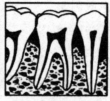

早期二度分叉病根

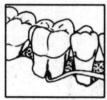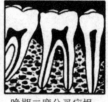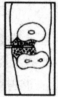

晚期二度分叉病根

图 3-3 二度分叉区病损

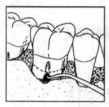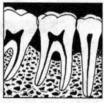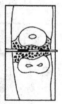

图 3-4 三度分叉区病损

4.四度

病变波及全部根分叉区,根间骨间隔完全破坏,牙龈萎缩而使分叉区完全开放而能直视(图 3-5)。

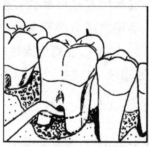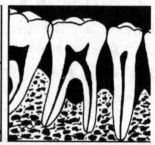

图 3-5 四度分叉区病损

以上分度方法同样适用于上颌的 3 根分叉牙。但由于 3 根分叉在拍 X 线片时牙根重叠,因而影像模糊不清。临床检查时可用弯探针从腭侧进入,探查近中分叉及远中分叉是否尚有骨质存在,或已完全贯通。借此法来辨别是二度或三度病损。但这些检查都只能探查水平向的根分叉骨缺损。

X线片在根分叉病变的诊断中只能起辅佐作用,实际病变总是比X线片所显示的要严重些。这是由影像重叠、投照角度不同及骨质破坏形态复杂所造成的。当见到分叉区已有牙周膜增宽的黑线,或骨小梁略显模糊时,临床上已肯定有二度以上的病变,应仔细检查。当磨牙的某一个牙根有明显的骨吸收时,也应想到根分叉区可能已受波及。

根分叉区易于存积菌斑,故此处牙周袋常有明显的炎症或溢脓。但也有时表面似乎正常,而袋内壁却有炎症,探诊后出血常能提示深部存在炎症。当治疗不彻底或其他原因使袋内引流不畅时,能发生急性牙周脓肿。当病变使牙根暴露或发生根面龋,或牙髓受累时,患牙常可出现对温度敏感直至自发痛等症状。早期牙齿尚不松动,晚期牙齿松动。

(四)治疗原则

根分叉区病变的治疗原则与单根牙病变基本一致,但由于分叉区的解剖特点,如分叉的位置高低,2根(或3根)之间如过于靠拢,则妨碍刮治器械的进入。根面的凹槽,骨破坏形态的复杂性等因素,使分叉区的治疗难度大大提高,疗效也受到一定影响。治疗的目标有二:①消除或改善因病变所造成的缺损,形成一个有利于患者控制菌斑和长期保持疗效的局部形态。②促使早期病变有一定程度的新附着,这方面尚有较大难度。

对一度根分叉病变处的浅牙周袋,做彻底的龈下刮治和根面平整治疗即可,袋深且牙槽骨形态不佳者则做翻瓣术并修整骨外形。

二度病变牙周袋较深者不宜做单纯的袋切除术,因会使附着龈丧失,且效果不持久。此时应做翻瓣术,必要时修整骨外形,并将龈瓣根向复位,使袋变浅,根分叉区得以充分外露,便于患者自我控制菌斑,防止病变复发。若牙齿、牙槽骨的形态较好,分叉区能彻底进行根面平整,则可用引导性组织再生手术加植骨术,促使分叉处新骨形成。此法为目前研究的热点。

三度和四度根分叉病变,因分叉区病变已贯通,单纯翻瓣术难以消除深袋和保持分叉区的清洁。可将病变最严重的牙根截除或用分牙术等消除分叉区,以利患者自我保持清洁。

第四章

口腔黏膜疾病

第一节 复发性口腔溃疡

复发性口腔溃疡专指一类原因不明、反复发作但又有自限性的、孤立的圆形或椭圆形溃疡。同义名有复发性口腔溃疡、复发性口疮、复发性阿弗他口炎等。"阿弗他"一词本是希腊文"烧灼痛"的译音。但现在已普遍把它译为"小溃疡"或"口疮"。临床上根据溃疡大小、深浅及数目不同又可分为轻型口腔溃疡、疱疹样口腔溃疡及重型口腔溃疡。

一、流行病学

复发性口腔溃疡是口腔黏膜病中最常见的疾病。患病率居口腔黏膜病的首位。多数报道女性患病稍高于男性,亦有报道男女患病率约相等。患病可为任何年龄,但以青壮年多见,儿童及老人较少。一般发病没有季节性差别,但夏季发病相对稍少于其他季节。

二、病因

复发性口腔溃疡病因复杂,至今仍不很明确。无论从发病到治疗,个体差异均较大。有些患者临床表现相似,但其发病诱因却迥然不同,给以同样的治疗,效果亦不尽相同。说明本病发病是多种因素综合作用的结果。国内外有关病因的研究及病因学说简述如下。

(一)病毒感染

因为口炎型复发性口腔溃疡的临床表现与单纯疱疹病毒感染性口炎相似,所以有学者考虑前者可能是单纯疱疹病毒感染所致。但是大量病例研究证实,对复发性口腔溃疡病损用鸡胚接种未能培养出病毒。在患者血清中未查见特异性抗单纯疱疹病毒抗体。近年来,有研究发现,急性期复发性口腔溃疡患者的外周血单核细胞中 HHV-6、HHV-7 或人类乳头瘤病毒（HPV）的 DNA 片段的阳性率显著高于正常人。但大部分研究均未从复发性口腔溃疡病变组织中直接检测出病毒，而对疱疹性口炎患者做上述检查则能得出阳性结果。但一些学者仍认为不能排除病毒的致病作用，他们认为，病毒寄生在细胞内，由细胞所产生的病毒抗原所致的免疫反应，可引起宿主组织的病理变化而形成溃疡。

（二）细菌感染

有学者提出 L 型菌对复发性口腔溃疡有致病作用。L 型菌是溶血性链球菌在抗生素的作用下转变为无细胞壁的滤过性原生质体。在复发性口腔溃疡患者体内，L 型菌可在细胞内寄生而呈潜伏带菌状态。从病损部位取标本可以培养分离出 L 型菌。将这种培养液注入实验动物的口腔黏膜亦能形成类似复发性口腔溃疡的病损。所以有学者认为，L 型菌与口腔黏膜有共同的抗原成分。它们刺激机体产生的抗体可与 L 型菌和上皮自身的抗原都发生反应（交叉反应），形成的自身抗体可以使上皮损伤而形成溃疡。近年来，不断有学者用分子生物学技术从复发性口腔溃疡病损区检测出幽门螺杆菌，且经抗菌治疗后临床症状好转。

（三）消化系统疾病及功能紊乱

流行病学调查及临床实践发现复发性口腔溃疡与消化道疾病（如胃溃疡、十二指肠溃疡、溃疡性结肠炎、局限性肠炎等）之间有密切关系，约有 10% 复发性口腔溃疡患者有消化道疾病。消化道功能紊乱，如腹胀、腹泻或便秘，约占发病诱因的 30%。

（四）内分泌变化

有些女性患者发病与月经周期有关。有研究发现，口腔黏膜上皮存在性激素受体，因此，性激素紊乱可造成口腔黏膜上皮细胞的损伤。临床实践也发现复发性口腔溃疡患者往往在月经期前发生口腔溃疡，而在妊娠期间及哺乳期病情好转。因为月经期前黄体酮含量增高而雌激素水平下降，而妊娠时雌激素增加。这说明复发性口腔溃疡的发生可能和内分泌变化有关。此外，有研究学者对月经前发生复发性口腔溃疡的患者给予雌激素治疗收到一定效果。

（五）环境因素

环境因素包括心理环境、生活工作环境和社会环境等。目前对复发性口腔溃疡的研究已逐步向社会-心理-生物医学模式转化。复发性口腔溃疡患者往往在精神紧张、情绪波动、睡眠不佳等情况下发病。人格问卷调查结果表明，复发性口腔溃疡患者 A 型行为类型问卷得分高于正常人。临床上可见学生考试紧张或工作劳累时复发性口腔溃疡的复发率明显上升。

(六)遗传因素

对复发性口腔溃疡的单基因遗传、多基因遗传、遗传标志物和遗传物质的研究表明,复发性口腔溃疡发病有遗传倾向。如父母均有复发性口腔溃疡时,子女发病率为 $80\%\sim90\%$,双亲之一有复发性口腔溃疡时,子女也有 $50\%\sim60\%$ 发病。人类白细胞抗原(human leukocyte antigen,HLA)是存在于人体白细胞及各种有核细胞膜表面的抗原,其个体差异最大,除非有血缘关系,否则是很难相同的。故 HLA 是重要的遗传标志物。对复发性口腔溃疡患者血液中 HLA 抗原的研究表明,患者 $HLA-A_2$、B_5、B_{12}、DR_4 抗原阳性率较对照组高。用单克隆抗体对复发性口腔溃疡局部病损组织的上皮细胞中 HLA-Ⅰ、HLA-Ⅱ 类抗原表达的研究显示,溃疡前期 HLA-Ⅰ、HLA-Ⅱ 类抗原仅存在于基底细胞层,溃疡期大量出现于整个上皮层,愈合后 HLA 在上皮层的表达大大减少,其规律与 T 细胞亚群 CD8 的变化完全吻合。这些结果都说明复发性口腔溃疡在发病上可能有免疫遗传因素的作用。

(七)免疫因素

国内外许多研究均发现,复发性口腔溃疡的发病与机体免疫反应有密切的关系。

1.体液免疫和自身免疫现象

(1)复发性口腔溃疡患者血清中的免疫球蛋白 IgG、IgA 及 IgM 水平,95% 在正常范围。

(2)27%~40% 的患者血液循环中免疫复合物含量高于正常人。免疫复合物一般可被吞噬细胞清除。但当清除不够时则可沉积于血液循环中或血管壁的基底膜上,并可激活补体,吸引多形核白细胞集聚,释放溶酶体酶溶解组织,引起血管炎症及组织坏死而形成溃疡。

(3)在复发性口腔溃疡的活检标本中可见到血管周围有大量的淋巴细胞和单核细胞浸润。如用直接免疫荧光法检查,亦可见免疫球蛋白 IgG 和 IgM 抗体存在,说明其体液免疫功能的变化。

以上研究结果提示体液免疫和自身免疫反应是复发性口腔溃疡发病的可能因素之一。

2.细胞免疫

对复发性口腔溃疡患者 T 细胞亚群分析和功能测定及淋巴因子的研究显

示：T细胞在复发性口腔溃疡的发病中起重要作用。

(1)用胎儿口腔黏膜组织匀浆作为特异抗原,刺激复发性口腔溃疡患者外周血淋巴细胞,然后做活性玫瑰花试验,发现多半患者呈明显的阳性反应。再进行淋巴细胞转化试验,半数以上亦为阳性结果。说明在特异性抗原的刺激下激活了致敏淋巴细胞释放淋巴因子,对口腔黏膜上皮产生细胞毒作用,由此引起病理变化使上皮发生损伤,形成溃疡。因而认为复发性口腔溃疡的发生也可能是细胞介导的迟发型超敏反应,亦即第Ⅳ型变态反应。

(2)溃疡前期以$CD4^+$T细胞占多数,溃疡期则为$CD8^+$T细胞为主,同时CD4/CD8比例明显下降甚至倒置,愈合期又恢复到以$CD4^+$T细胞为主。

(3)淋巴因子检测显示,在活动期复发性口腔溃疡患者外周TNF-α增高,IL-2降低,推测这些细胞因子的异常可能参与复发性口腔溃疡病损处白细胞的聚集和激活而造成黏膜的损害。

3.复发性口腔溃疡的临床特点符合免疫功能异常的表现

(1)发病不需外界动因,多为自然发病。

(2)病程迁延反复发作,又可自行缓解。

(3)有遗传倾向,家族中常有多数人患病。

(4)应用肾上腺皮质激素、左旋咪唑等调节免疫的药物进行治疗可收到一定的效果。

上述资料提示了细胞免疫及体液免疫在复发性口腔溃疡发病中所具有的重要意义。

(八)其他因素

如缺乏微量元素锌、铁、叶酸、维生素B_{12}等可降低免疫功能,增加复发性口腔溃疡发病的可能性。但临床患者补充上述药物后,疗效报道不一。

此外,对复发性口腔溃疡患者的甲皱、舌尖、唇黏膜的微循环观察发现,患者毛细血管静脉端曲张、丛数减少、管袢形态异常、部分毛细血管闭塞、血流速度减慢、血流量减少。血流动力学研究显示血黏度增高、血细胞比容百分比增高等变化。

总之,复发性口腔溃疡发病有多种因素和复杂的致病机制,目前尚不完全明确,故无特效治疗。因此,复发性口腔溃疡的病因仍是一个需要继续探讨的问题。

三、临床表现

复发性口腔溃疡分为轻型口腔溃疡、疱疹样口腔溃疡和重型口腔溃疡。

(1)轻型口腔溃疡:为复发性口腔溃疡中最轻的一型,又称为轻型复发性口腔溃疡或轻型复发性口疮。

复发性口腔溃疡初发时一般均为轻型口腔溃疡。此型也是最常见者,在复发性口腔溃疡患者中占80%以上。

溃疡可以出现在口腔黏膜的任何部位,但以无角化或角化较差的部位更好发,如唇黏膜、舌尖、舌缘、舌腹、颊、软腭及腭弓等部位。而像附着龈、硬腭等角化良好的咀嚼黏膜却很少发病。

溃疡数目通常只有一个或数个,圆形或椭圆形,散在分布。按病变的发展过程,可将溃疡分为3个阶段,但此三阶段并不能截然分开。病变初起时黏膜充血发红、水肿,出现针头大小的红色小点,有些患者称有"小疱",局部有灼热不适感。接着病变很快发展成溃疡。溃疡表浅,直径2~3 mm。溃疡表面微凹,被覆一层淡黄色纤维素膜。溃疡周围有明显的红晕。溃疡基底柔软,无硬结。有比较剧烈的烧灼痛,冷、热、酸、甜等刺激都使疼痛加重。此种状况维持4~5天即开始转向愈合期。愈合期时溃疡底逐渐平坦,因有肉芽组织修复,溃疡面亦逐渐缩小。黏膜充血减轻,炎症消退,疼痛亦渐轻。再过2~3天即可自行愈合,不留瘢痕。从发病最初到溃疡愈合,如果没有继发感染或局部创伤,一般为7~10天。但溃疡愈合后往往在一定的间歇期后又复发。间歇期长短不定,可自数天至数月或更长的时间。但严重的病例溃疡此愈彼起接连不断,几乎没有间歇期。主要症状是口腔黏膜溃疡疼痛,一般并无明显的全身症状和身体其他部位的病征。

(2)疱疹样口腔溃疡:也称复发性口炎型溃疡。病情较复发性轻型口腔溃疡重,但较重型口腔溃疡轻。

溃疡表现、好发部位和病程等基本上都与复发性轻型口腔溃疡相似,但溃疡面积可能稍小,而溃疡数目明显增多,常可达十几个或几十个,散在分布而成口炎形式。口腔黏膜有较广泛的充血发红及炎症反应。疼痛较轻型口腔溃疡明显,唾液增加,可能会伴有头痛,低热,全身不适等症状。如有继发感染则局部淋巴结可肿大。病损愈合后又可复发。

(3)重型口腔溃疡:也称复发性坏死性黏膜腺周围炎,简称腺周口疮,是复发性口腔溃疡中最严重的一型。因溃疡面积深大,故又称复发性巨型口疮。因溃疡愈合后可形成瘢痕,亦称复发性瘢痕性口疮。在复发性口腔溃疡中较少见,占复发性口腔溃疡患者的8%~10%。

溃疡开始时,其表现和轻型口腔溃疡相似。但很快,溃疡扩大,底加深直达黏膜下层的腺体或黏膜腺周围组织,故溃疡基底微硬或呈结节状。溃疡边缘不齐,高低不平,四周有炎症反应,表面覆盖灰黄色纤维素性渗出,有时表面有灰白色坏死组织。溃疡面积较大,一般直径＞5 mm,大的达1～2 cm。病期较长,一般数周至1～2个月溃疡才能愈合。个别患者可达5个月以上,愈后可遗留坚韧而高低不平的瘢痕组织。

大溃疡的数目常是1个或2个,很少有更多的大溃疡同时出现。但在大溃疡未愈合以前往往又出现轻型口腔溃疡。所以患者口腔内可以同时伴有1或2个大溃疡及数个小溃疡。

腺周口疮患者往往有较长的口腔溃疡复发史,一般在半年以上。早期溃疡多位于口腔前部,但在屡次复发以后,病损有向口腔后部移行的趋势。较常见的部位是颊黏膜后部、软腭、舌腭弓、悬雍垂等,但下唇内侧接触上颌尖牙的部位亦常见大溃疡,可能与局部创伤有关。溃疡发生在悬雍垂上时,因组织破坏缺损而可变形,这在临床上并不罕见。自觉症状明显,有剧烈疼痛。因愈合的时间长,患者长期受病痛折磨,加上病损部位多在咽部,故可影响吞咽。常伴全身不适,有时血沉加快。

溃疡愈合后经一段间歇期又可复发。临床可见各型溃疡在同一患者口腔中交替出现。

四、诊断要点

(1)有口腔溃疡反复发作10年以上的病史。

(2)溃疡的发作期和非发作期互相间隔,间歇期从2～3个月缩短到4～5天,逐渐变短,表明病情加重。

(3)检查见右颊上部可见深大溃疡1.5 cm×1.5 cm是诊断的重要依据,最近半年曾有过2次口角大蚕豆大小溃疡,持续2～3个月愈合,局部留有瘢痕,亦是证据之一。

溃疡发作常有1～5个溃疡不等,溃疡经常为绿豆或黄豆大小,位于舌、颊、唇等处黏膜,每个溃疡持续7～10天可愈合,是符合轻型口腔溃疡的诊断依据。但是,当轻型口腔溃疡和重型口腔溃疡同存于口腔时,要诊断为重型口腔溃疡。

无生殖器溃疡史,可排除"白塞病"的可能性。但患者持续面部皮肤疖肿是"白塞病"的症状之一,注射针眼出现"红包"的现象是针刺反应阳性的表现,也应引起注意,但仍不能据此诊断为"白塞病"。

五、鉴别诊断要点

(一)疱疹样口腔溃疡

疱疹样口腔溃疡又称疱疹样口疮,它主要因溃疡数目为几十个而区别于轻型口腔溃疡和重型口腔溃疡。这型溃疡的大小类似于轻型口腔溃疡而区别于重型口腔溃疡。本案例中出现的溃疡的数目常是 1~5 个不等,不符合疱疹样口腔溃疡数目多的特点。

(二)癌性溃疡

重型口腔溃疡需要与癌性溃疡相鉴别:①癌性溃疡患者很少有口腔溃疡的复发性病史,而重型口腔溃疡的患者有口腔溃疡多次反复发作的病史。②癌性溃疡发作的年龄常在中老年,而重型溃疡患者的发病年龄常在青壮年。③癌性溃疡在早期和中期都没有明显的疼痛,而重型口腔溃疡疼痛症状始终很明显。④癌性溃疡是渐进性发展的,没有自限性,而重型口腔溃疡发展有自限性,一般在 2~3 个月会愈合。⑤癌性溃疡一般是单个发生的,而重型口腔溃疡一般为大溃疡,同时还会伴随着几个小溃疡,这是非常典型的复发性口腔溃疡的重型,而非癌性溃疡。

(三)结核性溃疡

重型口腔溃疡也需要与结核性溃疡相鉴别:①结核性溃疡患者也少有口腔溃疡的复发性病史,而重型口腔溃疡的患者有口腔溃疡多次反复发作的病史。②结核性溃疡发作的年龄也在青壮年,与重型口腔溃疡患者区别不明显。③结核性溃疡也有明显的疼痛,与重型口腔溃疡疼痛症状相同。④结核性溃疡也是渐进性发展的,没有自限性,而重型口腔溃疡发展有自限性,一般在 2~3 个月会愈合。⑤结核性溃疡一般也是单个发生的,而重型口腔溃疡一般为大溃疡,同时还伴随着几个小溃疡,这是非常典型的复发性口腔溃疡的重型,而非结核性溃疡。⑥结核性溃疡表面的假膜一般很稀薄,透出底部很多粟粒状小结节,溃疡的口小底大,边缘具有潜掘性。重型口腔溃疡不具有这样的特点,溃疡表面的假膜较厚,溃疡边缘是隆起的,没有潜掘性。⑦结核性溃疡还有口腔外的结核史,结核菌素试验阳性,胸部 X 线片可见结核病灶,给病变表面涂片做齐-内染色可见抗酸杆菌阳性,而重型口腔溃疡不具备这些特点。⑧结核性溃疡的组织病理学特点是出现结核性结节,由组织细胞、朗汉斯巨细胞和淋巴细胞组成,结节中央可见干酪样坏死,这是诊断口腔结核的金标准。而重型口腔溃疡的组织病理学表现是非特异性炎症。

(四)压力性溃疡

重型口腔溃疡还需要与压力性溃疡相鉴别:①压力性溃疡患者有明确的创伤史,溃疡附近可见与溃疡相关的残根、残冠、不良修复体等刺激物,而重型口腔溃疡的患者少有创伤史,而有口腔溃疡反复发作的病史,溃疡附近无创伤刺激因素。②压力性溃疡在去除创伤刺激因素后 1 周内,溃疡即愈合。复发性的重型口腔溃疡要经历 2~3 个月才愈合。

六、治疗原则

复发性口腔溃疡的治疗原则是消除致病诱因,增进机体健康,减轻局部症状,促进溃疡愈合。治疗方法及所用药物虽然较多,但还没有特效药物。所以治疗时应针对每个病例的致病诱因和对药物的反应有侧重地选用治疗方法和药物,包括局部治疗和全身治疗。局部治疗的目的是保持口腔卫生、防止继发感染、消炎、止痛及促进溃疡愈合。全身治疗的目的是缩短病程,延长间歇期,减少复发。

(1)消除致病诱因,增进机体健康。

(2)保持口腔卫生,防止继发感染,消炎的治疗措施可通过给予抗炎漱口水实现,如 0.1% 依沙吖啶溶液、1% 聚维酮碘溶液等。

(3)止痛措施:根据患者的需求可给予 4% 苯甲醇、1% 普鲁卡因、0.5% 达克罗宁等溶液。

(4)促进溃疡愈合的措施:可给予养阴生肌散、溃疡膏等局部用药。

(5)全身治疗措施:①给予滋阴清热中成药或方剂调理,溃疡的间歇期常常得到延缓,清热中药也常有解除便秘的功效。②也可给予免疫调节治疗,如分别使用左旋咪唑、聚肌苷酸-聚胞苷酸、转移因子、胸腺素、白芍总苷等药物。

第二节　理化性损害

口腔黏膜的理化性损害是指由机械性、化学性及物理性刺激等明确的原因而引起的口腔黏膜病损。

一、创伤性血疱及溃疡

(一)病因

机械性刺激因素对口腔黏膜的损伤可形成创伤性血疱或创伤性溃疡,按刺激时间不同又可分为持久性及非持久性刺激因素。持久性机械刺激如口腔内龋齿破坏后的残冠、残根、尖锐的牙尖、经磨耗后的牙齿锐缘、不良修复体的卡环、义齿的牙托等,均是长期存留在口腔内可以引起创伤性损害的因素。非持久性机械刺激如脆、硬食物的刺激,咀嚼不慎时的咬伤,刷牙时用力不当,口腔科医师使用器械操作不当等,均可对黏膜造成损伤,而成为非持久性的刺激因素。

(二)临床表现

由于机械性刺激因素的力量大小和受刺激的时间长短不同,机体对刺激的反应亦不完全相同,故形成各有特点的病损。

1.压力性溃疡

压力性溃疡是由持久性机械刺激引起的一种口腔黏膜深溃疡。多见于成年人,尤其是老年人。病损多发生在刺激物的邻近或与刺激物接触的部位。早期受刺激处黏膜发红,有轻度的肿胀和疼痛,如及时除去刺激因素,黏膜可恢复正常,否则形成溃疡,溃疡外形与刺激物形状一致。因为黏膜长期受刺激,故溃疡可波及黏膜下层形成深溃疡。溃疡边缘轻微隆起,中央凹陷。如有继发感染则溃疡表面有淡黄或灰白色假膜。局部淋巴结可触及。

儿童乳牙的慢性根尖炎,当牙槽骨已遭受破坏,再加以恒牙萌出时的压力,有时可使乳牙根尖部由牙槽骨的破坏部位穿破牙龈表面黏膜而暴露在口腔内,形成对黏膜的刺激,引起压力性溃疡。牙根尖部往往直插入溃疡当中,此种情况以上唇及颊黏膜多见。

因为形成压力性溃疡的刺激是缓和而长期的,故溃疡表面多为炎性肉芽组织而缺少神经纤维,所以疼痛不很明显,但有继发感染时疼痛可加重。

2.Riga 病

Riga病专指婴儿舌系带由创伤而产生的增殖性溃疡,多见于舌系带短的婴儿。因为舌系带较短,初萌出的下切牙切缘又较锐,所以当吸吮、咳嗽或伸舌时,舌系带易受下切牙切缘的刺激。长时间的摩擦就可形成溃疡。开始时在舌系带处充血、发红、肿胀,久之,上皮破溃即形成溃疡。由于持续不断的摩擦,溃疡面渐扩大,长久得不到治疗即可转变为增殖性、炎症性、肉芽肿性溃疡。触之较坚韧,因此影响舌的运动,患儿啼哭不安。

3.增殖性病损

增殖性病损多见于老年人。由于义齿的牙托边缘不合适引起的长期而缓和的慢性刺激,使组织产生增殖性炎症病变。常见于腭部及龈颊移行部。黏膜呈坚韧的肉芽肿性增生,有时伴有小面积溃疡。有时仅有炎症性增生而无溃疡面。

患者一般无明显的疼痛症状。

4.Bednar 溃疡

Bednar 溃疡专指婴儿硬腭后部由创伤引起的擦伤。如婴儿吮吸拇指或吮较硬的人工奶头，或大人给婴儿清洗口腔时力量太大，可造成对上腭的擦伤，形成浅溃疡。病损多为双侧对称分布。婴儿常哭闹不安。

5.自伤性溃疡

自伤性溃疡好发于青少年、性情好动、常用铅笔尖捅刺黏膜、右利手者，溃疡好发于左颊脂垫尖或磨牙后垫处；左利手者反之。咬唇颊者，溃疡好发于下唇、双颊或口角处。溃疡深在，基底略硬或有肉芽组织，疼痛不明显。

6.黏膜血疱

黏膜血疱常因咀嚼时不慎咬伤或脆硬食物的重力摩擦而引起。咬伤者多见于颊及口角和舌黏膜，形成的血疱较小。而食物摩擦引起者多见于软腭或咽部黏膜，形成的血疱较大，且易破裂。血疱破裂后可形成溃疡，比较疼痛。小血疱不易破。如将疱中血液吸出且无继发感染，1～2天即可愈合。

(三)病理

创伤性溃疡的组织病理变化为非特异性溃疡。可见上皮破坏，溃疡区凹陷。结缔组织中有多形核白细胞、淋巴细胞及浆细胞浸润。增殖性病损可见慢性炎症肉芽组织增生。

(四)诊断

(1)在病损附近或对颌可发现机械性刺激因素。如为溃疡，则溃疡外形往往同刺激物的形态一致。且在上、下颌静止或运动状态时，溃疡与刺激物的摩擦部位有相对应关系。

(2)如未发现刺激物，可仔细询问患者，患者往往有受创伤的病史，而无溃疡反复发作史。

(3)除去刺激因素，局部用药后，溃疡在 1～2 周内即可愈合。如果仍不愈合，溃疡又较深大，或基底有硬结等要考虑做活检，以便进一步明确诊断，排除特殊性病损。

(五)鉴别诊断

需与一些不易愈合的特异性深溃疡相鉴别。

1.重型口腔溃疡

(1)口腔内无机械刺激因素，亦无创伤史，但有较长期的口腔溃疡反复发作史。

（2）溃疡深大，但常为多发性，多时为 1 个或 2 个深大溃疡，同时可伴有数个小溃疡。

（3）疼痛明显，溃疡持续数周以上不易愈合。往往在口腔内能见到愈合后遗留的瘢痕。

2.癌性溃疡

癌性溃疡是口腔常见的恶性病变，其以溃疡形式表现的又最多，所以应注意其特征，做到早诊断早治疗。其特点如下。

（1）口腔内虽然有深溃疡但无刺激因素，无创伤史，亦无口腔溃疡反复发作史。

（2）溃疡深大，呈弹坑样，溃疡底有细颗粒状突起，似菜花样，有学者形容像天鹅绒样。溃疡边缘翻卷高起，并发硬。周围组织迅速被浸润，基底有较广泛的硬结。溃疡持久不愈。如无继发感染，疼痛不明显。

（3）病变进展迅速，病程无自限性，没有组织修复现象。

（4）病变初起时淋巴结无明显改变，但很快病变相应部位淋巴结肿大，触之较硬，早期能推动，晚期则和周围组织粘连不能推动。

（5）用甲苯胺蓝染色法做筛选试验，在阳性的部位取活检，易见癌的组织病理变化。

甲苯胺蓝染色法：先用清水漱口，再用棉签涂 1‰醋酸于病损处以溶解病损处黏液。再用 1‰甲苯胺蓝液涂于病损处及周围黏膜，至少停留 1 分钟，然后再漱口，以除去过多的染料。再用 1‰醋酸擦洗已涂染料处，如染料未被洗掉呈深蓝色则为阳性。

（六）治疗

（1）首先除去刺激因素，如拔除残冠、残根，调磨尖锐牙尖、牙缘，修改不合适的义齿等。轻度的创伤只要除去刺激因素，甚至不需药物治疗，几天内即可愈合。

（2）局部治疗以预防继发感染，促进溃疡愈合为原则。用 0.1‰乳酸依沙吖啶（雷佛奴尔）含漱。局部用养阴生肌散或收敛性药物如 1‰甲紫，或抗菌消炎的药膏均可。

（3）如有继发感染，局部淋巴结肿大、疼痛等，要根据情况给予抗生素。

（4）对 Riga 病亦按压力性溃疡治疗。首先消除刺激，改变吮奶方式，暂时用勺喂奶，以免吸吮时牙齿切缘刺激舌系带。对增殖性溃疡有人主张局部用5％～10％硝酸银烧灼，如溃疡表面有坏死时可考虑使用，以除去表面的坏死组织。用药时应隔离好唾液。用药次数不宜太多,1～2次即可。等到溃疡愈合、患儿稍大时可结合手术治疗,矫正舌系带过短。

二、化学性灼伤

(一)病因

某些苛性化学物质,如强酸、强碱等,误入口腔,或口腔治疗用药不慎,将酚、硝酸银等药物接触了正常口腔黏膜,可使黏膜发生灼伤。

(二)临床表现

化学物质引起损伤的特点是使组织坏死,在病损表面形成一层易碎的白色坏死的薄膜。如拭去此坏死层即露出出血的红色糜烂面。病损不深,但非常疼痛。

(三)治疗

首先要用大量清水冲洗病损处,尽量稀释和洗净致伤的化学物质。因病损往往为大面积的浅溃疡或糜烂,故非常疼痛,局部可使用表面麻醉药,如0.5％达克罗宁或1％～2％利多卡因液等含漱止痛。病损处涂抗菌消炎的药物或收敛性药物。如无继发感染,一周左右可痊愈。

三、热损伤

(一)病因

口腔黏膜的热损伤并不多见。偶因饮料、茶水或食物过烫时引起黏膜的烫伤。

(二)临床表现

轻度烫伤仅见黏膜发红,有轻微疼痛或麻木感,并不形成糜烂或溃疡。但热损伤严重时可形成疱疹。疱破溃后变为糜烂或浅溃疡,疼痛明显。

(三)治疗

病损仅发红未糜烂时,一般局部不需用药,数小时内症状可渐缓解。如有疱疹或已糜烂,则局部应用抗菌消炎药物。最初1～2天疼痛较重时,局部可用0.5％达克罗宁或1％～2％利多卡因液含漱止痛。如无继发感染一般在一周左右可痊愈。

四、放射线损伤

放射性口炎又称放射性黏膜炎,是因放射线电离辐射引起的口腔黏膜损伤,多为头颈部恶性肿瘤用放射线治疗的患者。根据 X 线照射剂量、患者年龄和健康状况等不同,可发生程度不同的口腔黏膜损伤。一般可分为急性损害和慢性损害。

(一)病因

各种电离辐射(X 线、α、β、γ 射线及电子、核子和质子)作用于人体,细胞核的 DNA 吸收辐射能,导致可逆或不可逆的 DNA 合成和细胞分化方面的变化,破坏了细胞正常代谢,引起细胞基因突变,导致细胞组织和器官发生一系列的反应和损伤。放射线在杀死癌细胞的同时,也不同程度地损伤了正常组织。放射性口腔炎是头颈部放疗最常见的并发症。

(二)临床表现

放射性口腔损害的程度和过程取决于电离辐射的性质、照射剂量及其面积和总疗程、个体差异等。放射线照射后短时间内的黏膜变化称为"急性损害",照射后 2 年以上出现的症状及变化称为"慢性损害"。

一般在照射后第 2 周,当剂量达到 10 Gy 左右时可出现黏膜反应。急性放射性口炎主要表现为口腔黏膜充血、水肿糜烂、白膜形成、溃疡、疼痛、进食困难,甚至影响到放射治疗的正常进行及治疗效果。口腔黏膜急性放射性损伤依据照射剂量不同可分为 4 级:Ⅰ级,黏膜充血水肿,轻度疼痛。Ⅱ级,口腔黏膜充血水肿,有点状溃疡及散在白膜,中度疼痛。Ⅲ级,口腔黏膜充血水肿,有片状溃疡及融合白膜,疼痛严重并影响进食。Ⅳ级,口腔黏膜大面积溃疡,剧痛,不能进食。

慢性放射性口炎以唾液腺破坏,口腔干燥为主要症状。口干症状能长时期存在,并伴有烧灼痛。白色假丝酵母菌(又称念珠菌)感染是常见的并发症。

(三)病理

急性放射线损害可见组织水肿、毛细血管扩张、黏膜上皮细胞坏死、纤维素渗出等。慢性放射线损害可见上皮连续性破坏、炎症细胞浸润、毛细血管扩张、黏膜下小唾液腺萎缩等。

(四)诊断

头颈部肿瘤接受放射治疗的患者接触射线后在短期或较长时间内出现口腔黏膜损伤。

(五)预防

(1)应嘱患者使用氟制牙膏,保持口腔卫生,养成餐后刷牙漱口的习惯,使用波浪形软毛牙刷,有效清洁牙齿和牙间隙,保持口腔清洁。

(2)多喝水。患者开始放疗的当日起,每天饮水量>2 500 mL,也可用金银花、麦冬泡水喝,以保持口腔湿润。应多嚼口香糖,多做咀嚼运动,可减轻张口困难的症状。

(3)放疗前先去口腔科做详细检查,如有口腔溃疡、脓肿、龋齿、牙周炎等,治疗后再行放疗。如有不合适的义齿,应先矫正,尽量避免对口腔黏膜的不良刺激。

(4)放疗期间,加强营养,给予高蛋白、高维生素、高热量的饮食,勿食过冷、过热、过硬及油炸食物,忌辛辣、刺激性的食物。遵医嘱用淡盐水或多贝尔溶液漱口预防口腔感染。淡盐水的配制方法:在500 mL温开水中加盐3~4 g(约小半匙)即可;如发生真菌感染,选用2%~4%碳酸氢钠漱口,并含化制霉菌素。

(5)中药漱口液有清热解毒之功效,作用缓和且口感好,不但可以预防口腔感染,而且对上呼吸道感染也有一定的预防作用。

(六)治疗

以对症治疗为主。

1.急性放射性损害的治疗

可根据口腔内 pH 选择正确的漱口液,给予超声雾化吸入,每天2次,可减轻黏膜水肿、稀释分泌物、促进溃疡愈合、减少疼痛。溃疡处可用锡类散或口腔溃疡膜等贴敷。疼痛剧烈时可用局部麻醉药1%利多卡因饭前含漱,可起到镇痛、消炎、消肿的作用。

2.慢性放射性损害的治疗

有真菌感染者,可用制霉菌素或氟康唑片。但长期使用抗真菌药应注意肝、肾功能。口干症状明显者可用人工唾液或促进唾液分泌的药物,如胆碱受体激动剂或采用中药活血生津冲剂等。

3.全身支持治疗

加强营养,给予高蛋白、高维生素、高热量的饮食。不能进食者给予营养支持,必要时可给鼻饲饮食。

第三节 细菌感染性疾病

一、球菌性口炎

球菌性口炎是急性感染性口炎的一种,主要是以各种球菌感染为主。由于细菌种类不同,引起的病损特征也有差别。临床表现虽常以某种细菌感染为主,但常为混合性感染。本病损害以假膜为特征,所以又称为膜性口炎或假膜性口炎。多见于婴幼儿,偶见于成人。

(一)病因

在正常人口腔内存在一定数量的各种细菌,为人群共有常驻菌,一般情况下并不致病。但当内外环境改变、身体防御能力下降时,如感冒发热、传染病、急性创伤、感染,以及滥用激素、化疗和放疗后等,口内细菌增殖活跃、毒力增强、菌群失调,即可发病。以金黄色葡萄球菌、溶血性链球菌和肺炎链球菌致病为多。

(二)临床表现

发病急骤,多伴有头痛、发热、白细胞计数升高、咽痛和全身不适等症状。口腔黏膜和牙龈充血发红、水肿糜烂,或有表浅溃疡,散在或聚集融合成片。由于疼痛影响进食,唾液增多,有较厚纤维素性渗出物,形成灰白或黄色假膜。多伴有轻度口臭和尖锐疼痛。局部淋巴结肿大并有压痛。经过数日体温恢复正常,口腔病损持续1周左右。

1.葡萄球菌性口炎

葡萄球菌性口炎为金黄色葡萄球菌引起的口炎,多见于儿童,以牙龈为主要发病区。牙龈充血肿胀,有暗灰白色薄的假膜,由纤维素性渗出物组成,易被拭去,牙龈乳头及龈缘无破溃糜烂。在舌缘、颊咬合线处可有充血水肿,多有尖锐灼痛。涂片可见大量葡萄球菌,进行细菌培养可明确诊断。

2.链球菌性口炎

链球菌性口炎儿童发病率较高,常伴有上呼吸道感染、发热、咽痛、头痛、全身不适。呈弥散性急性龈口炎,受累组织呈鲜红色。唇、颊、软腭、口底、牙槽黏膜可见大小不等的表浅上皮剥脱和糜烂,有略微高起的假膜,剥去假膜则留有出血糜烂面,不久重新被假膜覆盖。有轻度口臭和疼痛。涂片见大量革兰氏阳性链球菌,培养见大量链球菌,即可明确诊断。

3.肺炎球菌性口炎

肺炎球菌性口炎发于硬腭、口底、舌下及颊黏膜。在充血水肿黏膜上出现银灰色假膜,呈散在斑块状。涂片可见大量肺炎链球菌。有时并发肺炎,但也可在口内单独发生。本病不常见,好发于冬末春初,老人及儿童易罹患,体弱成人也可发生。

(三)病理

口腔黏膜充血水肿,上皮坏死糜烂,上覆大量纤维素性渗出物和坏死组织,以及细菌、白细胞等组成的假膜,固有层有大量白细胞浸润。

(四)治疗

主要是消炎、控制感染,可给予抗生素或磺胺类药,如青霉素、乙酰螺旋霉素、交沙霉素、头孢拉定、头孢氨苄、增效联磺片等。也可根据细菌药物敏感试验选用抗生素,则效果更好。止痛也是对症处理的重要措施,局部用1%丁卡因外涂,或用1%~2%普鲁卡因溶液饭前或痛时含漱。局部病损可外用抗生素软膏和药膜,亦可外用中药散剂以消肿止痛促进溃疡愈合。口腔局部含漱或病损局部湿敷也是不可缺少的,要保持口腔卫生,消炎止痛。

二、坏死性溃疡性龈口炎

坏死性溃疡性龈口炎同义词病名很多,如奋森口炎、战壕口炎、假膜溃疡性口炎、Plant-Vincent 口炎、梭螺菌龈口炎、腐败性口炎等。新中国成立前本病常有流行,新中国成立后随着人民生活条件改善,营养水平提高,卫生状况好转,已很少见,但由于 20 世纪 80 年代后艾滋病的全球流行,坏死性溃疡性龈口炎已成为艾滋病的重要口腔表现之一。

(一)病因

本病病原体为梭状杆菌和螺旋体,在病变部位涂片,可见大量这些细菌。在口内二菌共生,单独细菌不易感染致病。但在局部或全身抵抗力下降时,则可使这两种细菌大量繁殖而发病。在口腔卫生不良,营养状况不佳时则发病迅速,病损严重。本病常是复杂混合感染,可合并其他细菌,如链球菌、丝状菌、黑色素类杆菌等。

(二)临床表现

本病为急性感染性炎症,发病急骤,症状显著,多见于儿童及青壮年。好发于前牙牙龈,主要特征为牙龈缘及龈乳头形成穿掘性坏死溃疡,可波及多个牙齿,溃疡边缘不整,互相融合成大片溃疡面,并向周围及深层侵犯。

除牙龈病损外,可波及唇、颊、舌、腭、咽、口底等处黏膜,局部形成不规则形状的坏死性深溃疡,上覆灰黄或灰黑色假膜,周围黏膜有明显的充血水肿,触之易出血。

本病因有剧烈疼痛而影响进食、说话,常伴有流涎,发热,头痛,全身乏力,颏下或下颌下淋巴结肿大、压痛等症状。

(三)组织病理

本病为非特异性炎症改变,上皮破坏有大量纤维素性渗出物,坏死上皮细胞、多形核白细胞及多种细菌和纤维蛋白形成假膜。固有层有大量炎症细胞浸润。基层水肿变性,结缔组织毛细血管扩张。

(四)诊断与鉴别诊断

诊断突然发病,牙龈坏死溃疡,牙间乳头消失,有特殊腐败臭味,自动出血,唾液黏稠混有血液,有剧烈疼痛或持续钝痛。唇、颊、舌、腭、咽、口底等处黏膜,可有不规则形状的坏死性溃疡。涂片有大量梭状杆菌和螺旋体。白细胞计数增加,淋巴结肿大。

1.急性疱疹性口炎

病原为单纯疱疹病毒(HHV),口腔黏膜表现有散在或成簇小疱疹,疱破裂后呈表浅、平坦、边缘整齐的小圆形溃疡。可侵犯牙龈,主要为附着龈,不侵犯龈乳头。病程约1周,有自限性和一定免疫性。患者多为6岁以前婴幼儿。

2.球菌性口炎

口腔黏膜广泛充血,牙龈也可充血,并易出血,但龈缘无坏死,在颊、舌、唇等部位,可见表浅平坦的糜烂面,上覆黄色假膜。也可见于附着龈,但无恶臭及腐败气味。涂片镜检为大量各种球菌,如链球菌、金黄色葡萄球菌及肺炎双球菌等。

(五)治疗

本病为急性感染性炎症,全身状况不佳,口腔黏膜、牙龈损害广泛而深在,所以应及早进行治疗,给予抗感染治疗和支持疗法,以控制感染,消除炎症,防止病损蔓延和促进组织恢复。

全身抗感染可给予广谱抗生素,如青霉素、氨苄西林、头孢拉定、乙酰螺旋霉素、红霉素及交沙霉素等。也可使用抗无芽孢厌氧菌活性较强的药物,如甲硝唑等。

全身应给予高维生素、高蛋白饮食,加强营养。必要时给予输液,补充液体和电解质。

局部治疗、局部处理对缓解症状、消除感染、减少疼痛、防止病变蔓延和促进组织愈合有重要作用。针对病因应用氧化剂反复冲洗、含漱、湿敷,如1%～3%过氧化氢、1∶2 000～1∶5 000过锰酸钾溶液。

另外除去一切刺激因素和清洁、消毒使用器具,也是很重要的。

(六)预后

本病预后一般良好。如全身状况极度衰弱、营养不良、口腔卫生不佳,合并产气荚膜杆菌与化脓性细菌、腐败细菌等,病变可迅速坏死崩解,甚至造成组织破溃穿孔,穿腮露颊成坏疽性口炎,口角及颊部发生感染较为多见。由于组织分解毒性产物和细菌毒素,被机体吸收可发生全身中毒症状。

(七)预防

经常保持口腔卫生,除去一切刺激因素,注意合理营养,增强抗病能力。

三、口腔结核

结核病是常见的慢性传染病之一。在人体抵抗力降低时因感染结核菌而发病。结核病为全身性疾病,各个器官均可发病,而以肺结核最为多见。口腔结核虽有原发病例,但结核初疮极少见,大多继发于肺结核或肠结核等。在口腔黏膜多表现为结核性溃疡、结核性肉芽肿。少数口周皮肤的结核性寻常狼疮可向口腔黏膜发展。

(一)病因

病原菌为结核分枝杆菌,是一种革兰氏阴性杆菌。往往在身体免疫功能低下、抵抗力降低时易被感染而发病。口腔病损多因痰中或消化道的结核分枝杆菌而引起。

(二)临床表现

1.结核初疮

临床上少见。可发于牙龈、拔牙窝、咽、舌、移行皱襞、颊、唇等处。多见于缺乏免疫及体质较差的儿童,口腔黏膜可能是结核分枝杆菌首先侵入的部位。一般经2～3周的潜伏期后,在入侵处出现一小结节,并可发生顽固性溃疡,周围有硬结。患者无明显疼痛感。

2.结核性溃疡

结核性溃疡多为继发性感染。溃疡可发生于口腔黏膜任何部位,为慢性持久性溃疡。病变逐渐由浅而深发展,成为口腔黏膜的深溃疡。一般面积均较大,直径可达1 cm以上。特征是溃疡底和壁有许多粟粒状小结节,溃疡边缘不齐并微隆起呈倒凹状,表面多有污秽的假膜覆盖。溃疡基底及四周无明显硬结。早期即可感到疼痛。溃疡外形不规则,有时成线状深溃疡,病程较长,常在数月以上。

3.结核性寻常狼疮

寻常狼疮是皮肤的原发性结核,由口周皮肤向口腔黏膜发展,表现为黏膜上有发红的小结节,且结节不断扩大,融合,破溃后形成狼疮的原始溃疡。如感染未得到及时控制,则溃疡面逐渐扩大成为结核性溃疡。病程十分缓慢,一般疼痛不很明显。

因口腔黏膜结核多为继发感染,所以患者常有口腔以外的结核病灶,主要是肺结核或肠结核等,或有结核接触史。

(三)病理

病变组织中可见结核结节,为一种增殖性病变。结节的中心为干酪样坏死,其外环绕着多层上皮样细胞和朗汉斯巨细胞(多核巨细胞)。最外层有密集的淋巴细胞浸润,并伴有成纤维细胞增生。老化的结核结节中细胞成分减少而逐渐形成瘢痕。结节中心的干酪样物质不能被吸收而发生钙化。

(四)诊断

(1)根据临床表现及全身的结核病灶。

(2)病变组织涂片用抗酸染色法能找到结核分枝杆菌,但有时因取材关系未找到结核分枝杆菌,亦不能轻易否认结核感染,可进一步做结核分枝杆菌培养。

(3)最后可做活检,病理表现为结核的特殊病变,即形成结核结节。

(五)治疗

(1)全身抗结核治疗,现多采用化疗方案,即几种抗结核药同时应用,可提高疗效,缩短疗程。如同时应用异烟肼和利福平,根据病情严重程度还可同时加用链霉素,或再加用吡嗪酰胺等4种药同时应用。亦可选用链霉素、异烟肼及对氨基水杨酸钠等同时应用。用药至少6个月。

(2)口腔局部除注意控制继发感染及对症治疗外,还可于病损处用抗结核药物。用链霉素0.5 g,隔日1次,于病损局部注射。

第四节　病毒感染性疾病

一、单纯疱疹

单纯疱疹是由单纯疱疹病毒引起的皮肤和黏膜疾病。单纯疱疹病毒的天然宿主是人,侵入人体可引起全身性损害及多种皮肤黏膜疾病。口腔、皮肤、眼、会阴、中枢神经等都是该病毒易于侵犯的部位。儿童成人均可罹患,有自限性,但也可复发。

(一)病因

单纯疱疹病毒属于脱氧核糖核酸(DNA)病毒中的小疱疹病毒,含有病毒的遗传信息,具有复杂特征。血液学遗传上分为Ⅰ型和Ⅱ型单纯疱疹病毒。Ⅰ型主要引起口腔口周皮肤黏膜及面部、腰部以上皮肤和脑部感染;Ⅱ型主要引起腰以下皮肤和生殖器感染。口腔单纯疱疹病毒感染90%以上为Ⅰ型,也有少数为Ⅱ型。人感染单纯疱疹病毒后,大多数无临床症状,约10%有轻度不适。当疱疹病毒接触宿主易感细胞,病毒微粒通过胞饮作用或病毒包膜与宿主细胞膜融合而进入细胞,在胞内脱去其衣壳蛋白质进入胞核,其核心的核酸在细胞核内合成蛋白质与氨基酸,并利用宿主细胞氨基酸和酶,重新复制病毒微粒,完成后通过胞质、细胞膜向周围扩散,引起急性发作,称为原发性单纯疱疹。人开始接触单纯疱疹病毒后而被感染,体内逐渐产生抗体,由于抗体生成不足,再有上呼吸道感染、消化功能紊乱、过度劳累、外界创伤等刺激因素,全身免疫功能发生改变,引起潜伏细胞内的病毒活跃繁殖,因而引起复发,称为复发性单纯疱疹。

原发感染单纯疱疹病毒存在于完整疱疹液内,口腔黏膜感染病毒沿着感觉神经髓鞘向上蔓延到神经节细胞并潜伏于此,如三叉神经节等。少数病毒可进入中枢神经系统而引起脑炎、脑膜炎。病毒还可潜伏于泪腺、唾液腺,在适当刺激下及机体抵抗力下降时,潜伏病毒在上皮细胞内复制和扩散,而引起复发。

据研究,单纯疱疹病毒可能与鳞癌发生有关,如何引起细胞癌变尚不清楚。在外界条件改变下,实验表明单纯疱疹病毒使细胞发生转化,分裂繁殖,可能发生突变。现多认为Ⅰ型单纯疱疹病毒可能与唇癌发生有关。

本病传染途径为唾液飞沫和接触传染。有报道医师接触患者而被感染。患者之间可发生交叉感染。所以对此病应注意预防和消毒隔离,防止传播扩散。

(二)病理

上皮内疱是上皮退行性变引起的,即气球样变性和网状变性。气球变性为上皮细胞显著肿大呈圆形,胞质嗜酸性染色均匀,胞核为 1 个或多个,或无胞核,细胞间桥可消失,细胞彼此分离形成水疱,气球变性的上皮细胞多在水疱底部。网状液化为上皮细胞内水肿,细胞壁膨胀破裂,相互融合成多房水疱,细胞核内有嗜伊红病毒小体(包涵体),上皮下方结缔组织伴有水肿和炎症细胞浸润。

(三)临床表现

1.疱疹性口炎

该病多见于 6 个月至 5 岁儿童,以 2～3 岁最易发生。前 6 个月的新生儿体内由于有来自母体的抗单纯疱疹病毒抗体,因此很少发病。单纯疱疹病毒进入人体后,潜伏期 10 天左右,患儿有躁动不安、发热、寒战、头痛、咽痛、啼哭、拒食等症状。2～3 天后,口腔出现病损,可发生于任何部位,如唇、颊、舌及角化良好的硬腭、牙龈和舌背。开始时口腔黏膜发红、充血水肿,并出现针头大小、壁薄透明的小水疱,散在或成簇发生于红斑基础上,1～2 mm 大小,呈圆形或椭圆形,周围绕以窄的红晕。疱易破裂,留有表浅溃疡可相互重叠融合成较大溃疡,覆盖黄白色假膜,周围充血发红。发病期间唾液显著增加,口臭不明显,有剧烈自发性疼痛,局部淋巴结肿大压痛。2～3 天后体温逐渐下降,7～10 天痊愈。部分患者在口周皮肤,鼻翼、颌下等处并发疱疹。本病多为初发,亦称原发型疱疹性口炎,成人较少见。

2.复发性疱疹性口炎

原发型疱疹感染愈合后,30％～50％的患者可复发,可发生于成年人。为成簇小溃疡,多在上呼吸道感染、发热、全身不适、抵抗力下降的情况下发生。全身症状较轻。病损发生于硬腭、软腭、牙龈、牙槽黏膜等部位。

唇疱疹现为以口唇为主的疱疹性损害,多在唇红部和邻近皮肤发生,也见于颊、鼻翼、颌部。局部发红略高起,以发疱开始,常为多个成簇小疱,单个疱少见。病损经常复发,并多在原发的位置发生。局部感觉灼热疼痛、肿胀发痒,继之红斑发疱,呈粟粒样大小,疱液透明稍黄,水疱逐渐高起扩大,相互融合,疱液变为浑浊,后破裂或干涸结黄痂。合并感染则呈灰褐色,疼痛加重,痂皮脱落后不留瘢痕,但可留一时性的色素沉着。肿大淋巴结持续 7～10 天后消退。本病有自限性,可自行愈合。

(四)诊断与鉴别诊断

诊断:根据临床病史及症状表现,婴幼儿多发,急性黏膜疱疹口炎特征,全身伴有发热、咽痛,淋巴结肿大压痛,病程有自限性和自行愈合特点,不难作出诊断。发病期可取疱疹液或唾液做病毒接种证实诊断,或取疱疹基底涂片,可见气球变性细胞、多核巨细胞及核内包涵体,但特异性不高。血液抗单纯疱疹病毒抗体效价明显升高,如成人血液中有这种抗体,说明有过原发感染。病毒分离培养对诊断有重要意义,但需在实验室进行。

鉴别诊断:本病应与疱疹性咽峡炎、多形性红斑、疱疹样复发性口腔溃疡、手-足-口病、坏死性龈口炎等区别。疱疹性咽峡炎是由柯萨奇病毒 A 引起的急性疱疹性炎症,有类似急性疱疹性口炎的前驱症状,但发作较轻,全身症状多不明显,病损分布限于口腔局部,软腭、腭垂、扁桃体等处,小水疱丛集成簇,疱破成溃疡,无牙龈损害,病程 7 天左右。

(五)预防

因患者唾液、粪便中有病毒存在,所以对患儿应予休息隔离,避免与其他儿童接触,对体内潜伏的单纯疱疹病毒尚缺少预防其复发的方法。

(六)治疗

目前还缺少抗病毒的特效疗法。主要是对症治疗以缩短疗程,减轻痛苦,促进愈合。

支持疗法:应充分休息,给予高能量、易消化、富于营养的流食或软食。口服多种维生素。损害重、疼痛显著影响进食者,酌情静脉点滴葡萄糖溶液及维生素。

对症治疗:体温升高、炎症明显、疼痛重者,给予解热、镇痛、消炎药物,以控制病情,缓解症状,消除感染,促进恢复。

局部治疗:可用 1％～2％普鲁卡因溶液含漱,或 0.5％～1％达克罗宁、1％丁卡因局部涂敷,均可达到减轻疼痛的作用。0.1％雷佛奴尔或 0.025％～0.050％硫酸锌溶液局部湿敷,有助于消除继发感染,也可用 0.5％金霉素液漱口。用 1％金霉素甘油局部涂敷,亦可用新霉素或杆菌肽或硼酸软膏外用。唇疱疹可用氦氖激光照射,10 mW,光斑 3 mm 照 5 分钟,可止痒镇痛,促进疱疹液体吸收结痂,缩短疗程。局部还可外用 0.1％疱疹净。

为了提高抗病毒能力,增强免疫功能,可用干扰素治疗。干扰素能干预病毒微粒复制过程,影响 DNA 和蛋白质合成及细胞代谢过程,产生非特异性的抗病毒活性,减少发作,并且还有抗增殖和免疫调节的功能。

近来发现阿昔洛韦(无环鸟苷)对单纯疱疹病毒有较强的抑制作用和高度选择性,能进入病毒感染细胞,或有三磷酸盐形成,还能抑制 DNA 聚合酶,多被选用以治疗单纯疱疹病毒感染。一般原发性患者可用阿昔洛韦 200 mg 口服,每天 5 次,服 5～7 天;复发患者可服 3～5 天。儿童、孕妇和哺乳期妇女慎用。

对严重患者可选用左旋咪唑、阿糖胞苷、吗啉双胍、利巴韦林或干扰素诱导物——聚肌胞等。另外也可应用丙种球蛋白、转移因子,以调节或增强免疫功能。有关单纯疱疹病毒的疫苗尚在研制中。

二、带状疱疹

带状疱疹是病毒感染性疾病。特点是剧烈疼痛,沿神经走向发生水疱、溃疡,呈单侧性分布。疱疹单独或成簇地排列并呈带状,故而得名。本病痊愈后很少复发,很少发生于婴幼儿及青少年,中年以上较为多见,性别无明显差别。

带状疱疹病毒可侵犯面、颈、胸、腰部神经,1/2 以上患者胸神经受侵,15%～20% 患者三叉神经受侵,以眼支受侵较多。三叉神经带状疱疹可侵及口腔黏膜。带状疱疹病毒主要侵犯感觉神经,只有少数侵犯运动神经,如面神经。

(一)病因

本病由水痘-带状疱疹病毒(VZV)引起,该病毒为 DNA 病毒,可引起水痘或带状疱疹。一般认为第一次接触带状疱疹病毒可发生全身原发性感染——水痘。病毒可通过唾液飞沫或皮肤接触而进入人体,可经皮肤黏膜进入血管,侵犯神经末梢,以后潜伏于脊髓神经的后结节或脑神经髓外节、三叉神经节,病毒被激活则引起带状疱疹。激活因素如上呼吸道感染、传染病、外伤、药物、恶性肿瘤、免疫缺陷病等。有学者认为儿童感染本病毒,可发生水痘,也可不出现症状成为隐性感染。

(二)临床表现

本病多发于春秋季节,发生前可有发热、倦怠、全身不适、食欲缺乏等前驱症状。患侧皮肤有烧灼感、神经性疼痛,疼痛程度不一,亦可无前驱症状,直接出现疱疹。疱疹与疼痛沿着神经分布发生,开始发病时皮肤可见不规则红斑,继而出现密集成簇的疱疹,呈粟粒大小透明小水疱,疱壁紧张,周围有红晕。几天之内陆续出现水疱,继而疱疹变为浑浊,逐渐被吸收干涸结痂。小水疱亦有破裂成糜烂面,最后结痂脱落。皮肤可留一时性色素沉着或淡红斑。一般不留瘢痕。如只发生皮疹而不成为水疱者,则为顿挫型带状疱疹。水痘伴有出血则称出血性带状疱疹。体弱抵抗力低下,水痘破溃感染而成坏疽性带状疱疹。如全身伴水疱样皮疹,则称泛发性带状疱疹。

口腔颌面部带状疱疹与三叉神经被侵有关,损害可见于额、眼、面颊、唇口、颏部,口内如腭、舌、颊、龈等部位,可侵犯1支或2支以上,但多为单侧不超过中线。

胸、腰、腹、背部及四肢也可发生,多局限于一侧,少数可超过中线。全身可有发热不适等症状。重者可并发肺炎、脑炎等,甚至导致死亡。病毒侵犯眼部,可发生结膜炎、角膜炎。病毒侵犯运动神经、睫状神经节,随部位不同,而有面瘫、外耳道疼痛、耳聋、唾液腺分泌障碍等症状。

本病随着年龄增长,症状也多加重,病程亦随之延长。有的患者痊愈后神经症状可迁延数月或更长时间。

(三)诊断与鉴别诊断

根据临床病史和症状表现,疱疹成簇沿神经呈带状排列,单侧发生,疼痛剧烈等特点,易于作出诊断。

应与单纯疱疹、手-足-口病、疱疹性咽峡炎等区别。

带状疱疹比单纯疱疹病情要重,起疱疼痛明显,病损为单侧,溃疡比单纯疱疹的溃疡大,病程也比单纯疱疹要长,单纯疱疹一般1周左右,带状疱疹一般在2周以上。带状疱疹很少复发,而单纯疱疹则易复发。

(四)治疗

减少疼痛、缩短疗程、促进愈合为其治疗目的。抗病毒治疗可选用阿昔洛韦,宜早期使用。也可用干扰素每天100万～300万单位肌内注射。免疫增强治疗可选用转移因子、胸腺肽。皮质激素虽可抑制炎症,降低神经疼痛后遗症发生率,但因可抑制免疫功能,有使带状疱疹扩散的可能,因此应慎用。

针对疼痛可用苯妥英钠,每天300 mg,或卡马西平,每天600～800 mg,分3次服用。每天或隔日肌内注射维生素 B_1 100 mg,维生素 B_{12} 500 μg。局部激光照射,有止痛和缩短疗程的作用。

针对病毒,也可肌内注射板蓝根注射液、口服吗啉胍等。

病损局部可涂1%甲紫,炉甘石溶液可帮助水疱吸收、干燥、脱痂。有继发感染者可使用抗生素,并注意休息。

三、手-足-口病

手-足-口病是由小核酸类病毒中的柯萨基A16病毒引起的流行性皮肤黏膜病。为侵犯手、足、口部的疱疹性疾病,主要发于儿童。自1957年在新西兰流行以来,各国也先后多次报道,我国报道也在增多。

（一）病因

本病主要是由柯萨基 A16 病毒感染引起，亦可由柯萨基 A5、A10、B5、B2 等所致。有报道称与肠道病毒 E71 有关。本病传染性很强，可由飞沫经空气进入呼吸道直接传播，亦可由消化道间接传播。

（二）临床表现

本病多发于儿童，男女无明显差异，发病多无季节性。春季发病稍多。婴幼儿易患此病。潜伏期 2～5 天。全身症状轻微，可有低热、头痛、咳嗽、流涕、食欲不佳等症状。口腔颊、龈、硬腭、舌部、唇和咽部黏膜出现疼痛性小水疱，周围绕以红晕。水疱可相互融合，疱很快破裂，形成灰白色糜烂或表浅溃疡。婴幼儿可因疼痛影响进食、吮乳，并有流涎。皮损和口腔损害同时或稍后出现，散在或密集分布于手、足，包括手背、手掌、足底及指、趾，以外侧、伸侧多见。皮损为红斑、丘疹、水疱，丘疹呈黄白色椭圆形，水疱米粒至豌豆大，孤立而不融合，疱壁厚而紧张，周围有红晕。有时可在足背、肘、膝、臂、下肢出现斑丘疹。本病一般在 2 周内痊愈。有时可伴腹痛、腹泻等症状。

（三）诊断与鉴别诊断

本病发生具有特征部位及病损形态，根据发病季节、流行性及患儿易发等特点，即可确定诊断。必要时可进行病毒分离检查。本病应与口腔疱疹性疾病区别，如疱疹性咽峡炎、疱疹性口炎、多形性红斑、口蹄疫等。

（四）治疗

一般可用抗病毒药物，如可选用板蓝根等中药抗病毒治疗。严重者可酌情用阿昔洛韦、左旋咪唑、聚肌胞等药物。

局部主要防止继发感染，可局部湿敷和外涂抗炎软膏。保持口腔卫生。对患者进行隔离，以免发生流行。

第五节　口腔念珠菌病

口腔念珠菌病是由念珠菌感染引起的急性、亚急性或慢性真菌病。现已知念珠菌属有 200 余种，但对人类口腔致病的主要有 7 种。其中以白色念珠菌致病性相对最强,临床最常见其引起的感染。其次为热带念珠菌、高里念珠菌、乳酒念珠菌、近平滑念珠菌、克柔念珠菌及季也蒙念珠菌等。念珠菌是正常人口腔、胃肠道、呼吸道及阴道黏膜常见的寄生菌。其致病力弱,仅在一定条件下才会造成感染,故称为条件致病菌。近年来随着广谱抗生素、皮质激素等药物的广泛应用,念珠菌感染日益增多。长期慢性口腔念珠菌病还有恶变的可能,故应给予重视。

一、病因

(一)病原菌

口腔黏膜念珠菌病的病原菌主要是白色念珠菌。正常人有 $25\% \sim 50\%$ 口腔中携带此菌。它以芽生孢子型存在,呈椭圆形酵母细胞样,并不致病。但在某些致病因素的影响下,白色念珠菌孢子可生出嫩芽,并逐渐向顶端延长、分枝,长成新的菌丝体而繁殖,成为白色念珠菌的菌丝型。因此,在病损涂片或切片中如见到菌丝说明已有白色念珠菌感染。

(二)致病诱因

1.念珠菌本身毒力增强

当白色念珠菌由孢子型转为菌丝型时,菌丝可以抵抗宿主白细胞对它的吞噬。而且念珠菌本身毒性增强时所产生的毒性代谢产物,如水解酶,亦可损伤宿主组织,引起急性毒性反应。

2.宿主的防御功能降低

年老体弱或长期患病,特别是恶性疾病患者,或大手术后、身体抵抗力极度低下时,易感染。新生儿体内的血清白色念珠菌抑制因子(运铁蛋白)含量比母体低,到出生后 $6 \sim 12$ 月时才达到成人水平,故新生儿亦易感染。

3.药物的影响

大量应用免疫抑制剂,如激素或抗代谢药物,可以减弱单核-吞噬细胞系统的吞噬功能,减少炎症反应,减少白细胞吞噬白色念珠菌菌丝的作用,而使真菌毒性增强,使宿主易感染白色念珠菌。大量应用抗生素,可破坏体内生态平衡,使菌群失调,促进白色念珠菌的繁殖及增强毒性。当感染念珠菌后再用抗生素时,往往使白色念珠菌感染的病情加重。

4.原发性或继发性免疫缺陷

原发性免疫缺陷是以细胞免疫缺陷为基础的少见综合征。往往在婴幼儿时期就反复出现各种感染。艾滋病患者亦易感染。继发性免疫缺陷可以是因应用类固醇皮质激素或放疗等情况下所发生的暂时性细胞免疫功能低下,从而导致念珠菌感染。

5.代谢性或内分泌疾病

(1)铁代谢异常:是引起念珠菌感染的重要因素。因血清中铁含量低,即可存在不饱和转铁素,可以使抑制念珠菌增殖的因子减少,从而使念珠菌增殖活跃,导致感染。此外缺铁时肠道菌丛平衡失调,亦可使白色念珠菌增殖,导致感染。

(2)糖代谢异常:血糖量增加,皮肤表面 pH 低,亦易感染白色念珠菌。

(3)内分泌功能变化:如妊娠期妇女因内分泌变化,从阴道培养出的白色念珠菌明显多于非妊娠妇女。其他如甲状腺、副甲状腺、肾上腺皮质功能低下者,均易感染白色念珠菌。

6.维生素 A 缺乏

慢性皮肤黏膜念珠菌病患者血液中的维生素 A 含量低。因维生素 A 参与组织间质中黏多糖的合成,对细胞起黏合和保护作用。如维生素 A 缺乏,则上皮细胞角化变性,角质层增厚。而白色念珠菌有嗜角质性,常在角质层增厚处繁殖,使毒性加强导致感染。

7.维生素 B_{12} 及叶酸缺乏

当维生素 B_{12} 及叶酸缺乏时,可引起黏膜的退行性变,而使白色念珠菌易于侵入,导致感染。

8.局部因素

当口腔内有义齿或插有鼻咽管等情况下易有白色念珠菌感染,因白色念珠菌对树脂材料构成的义齿基托有一定的亲和性,又因义齿可妨碍唾液在口腔中的冲洗作用,故使白色念珠菌能在义齿组织面及口腔黏膜间繁殖增多致宿主易感染。其他,如常在潮湿环境中工作,皮肤经常浸泡在水中,使皮肤抵抗力降低亦易感染。

二、病理

念珠菌感染的病理特征是念珠菌能侵入组织内部引起上皮增生,且成为一种细胞内寄生物,在上皮细胞的胞质内生长。此种现象已在实验动物上得到证实。急性念珠菌感染,如急性假膜型病损,表面有大量菌丝。可见上皮以增生为主,有时增生与萎缩同时存在。有急性或亚急性炎症反应,可见明显的炎症性水肿,上皮细胞之间有广泛的炎性渗出液潴留,且见细胞分离。有菌丝穿过上皮,停留在上皮浅层,并见白细胞移出,中性粒细胞在上皮浅层聚集,形成微小脓肿,使表层上皮与深层上皮剥离形成裂缝。临床所见白色绒膜即为坏死脱落的上皮及念珠菌的菌丝和孢子。当表层上皮剥脱时,深层上皮仍在不断增长,所以临床上将白色绒膜撕脱后很快又能形成新的绒膜。但由于增殖的上皮不能抵偿脱落的表层细胞,故而上皮总厚度仍见降低。念珠菌的菌丝和孢子内含有大量多糖,因此 PAS 染色呈阳性反应。上皮下结缔组织中毛细血管充血,炎症细胞浸润,为中性粒细胞、淋巴细胞及浆细胞。

慢性增殖型的病理变化基本上与急性念珠菌感染相同,可见菌丝侵入上皮浅层,出现微小脓肿。主要的不同点为上皮有增生或异常增生,很少有上皮萎缩。上皮向下增殖,上皮钉突呈圆形或球根状突起,与急性假膜型的上皮钉突为细长形不同。基底膜可能有少数部位被炎症细胞浸润所破坏,炎症细胞以淋巴细胞及浆细胞为主,在固有层最密集。结缔组织中亦有慢性炎症细胞浸润,可见血管扩张、增生,胶原纤维水肿、断裂等表现。

三、临床分型

由于念珠菌病患病诱因、临床症状、体征及病程长短都不同,表现多种多样,无论全身还是口腔念珠菌病均易与其他疾病混淆。为了有利于诊断和治疗,应进行分型、分类。

(一)口腔念珠菌病分型

目前通用的分型是按 Lehner 提出的分型法。根据临床情况将 Lehner 分型与易感因素结合进行分型,更有利于疾病的诊治和预防。

1.原发性口腔念珠菌病

原发性口腔念珠菌病发病无任何全身疾病和口腔黏膜病的影响,仅与局部因素有关。此型治疗效果好,不易复发。

2.继发性口腔念珠菌病

继发性口腔念珠菌病是指在有全身性疾病及其他口腔黏膜病的基础上发生的念珠菌感染。此型治疗较困难,易复发。

(二)全身念珠菌病分类

1.急性黏膜皮肤念珠菌病

此类是由于全身大量应用抗生素、激素,久病后全身抵抗力降低,或因局部创伤,皮肤潮湿使局部抵抗力降低等引起的局部或全身的黏膜和皮肤的念珠菌病。口腔念珠菌病中的急性假膜型和急性萎缩型均属此类。这类仅为表层感染,一般并不发展为播散性的内脏器官感染。

2.急性全身性念珠菌病

此类是由于全身严重的疾病,如白血病、恶性肿瘤等,使全身极度衰竭,抵抗力低下而引起的致命性内脏器官的感染。一般表层的感染并不严重。在口腔科临床上很少见。

3.慢性黏膜皮肤念珠菌病

此类病因复杂,除常见引起念珠菌病的易感因素外,还可能有遗传因素。可表现为家族性,有些患者一家几代数人有病。通常在婴幼儿期发病,偶见于成人期发病。其临床表现多样化,可以有组织萎缩或组织增生。在黏膜、皮肤、指(趾)甲等部位有慢性或反复发作性的念珠菌感染。有些患者还可发生内分泌障碍,常见甲状腺、甲状旁腺、肾上腺皮质等功能低下,被称为念珠菌内分泌病综合征。口腔的慢性萎缩型和慢性增殖型念珠菌病属于此类。

四、临床表现

(一)急性假膜型念珠菌病

此型又称鹅口疮或雪口,多见于婴儿,可因母亲阴道有念珠菌感染,在出生时被传染。成人较少见,但久病体弱者也可发生。病程为急性或亚急性。病损可发生于口腔黏膜的任何部位。表现为口腔黏膜上出现乳白色绒状膜,为白色念珠菌的菌丝及坏死脱落的上皮汇集而成。症状轻时,病变周围的黏膜无明显变化,重则四周黏膜充血发红。这些绒状膜紧贴在黏膜上不易剥离,如强行剥离则发生渗血,且不久又有新的绒膜形成。自觉症状为口干、烧灼不适、轻微疼痛。小儿哭闹不安。艾滋病患者常见有口腔黏膜急性假膜型念珠菌感染,有些可呈慢性假膜型。

(二)急性萎缩型念珠菌病

此型又称抗生素性口炎,近年来又称为慢性红斑型,多见于大量应用抗生素或激素的患者。临床表现为黏膜上出现外形弥散的红斑,以舌黏膜多见,严重时舌背黏膜呈鲜红色并有舌乳头萎缩。但两颊、上腭及口角亦可发生红斑。唇部有时可见,但不如上述部位多发。由于上皮萎缩变薄故使黏膜表现发红。往往白色念珠菌的菌丝已穿透到上皮层内,多在上皮浅层,故涂片时不易发现菌丝,但有时同急性假膜型同时发生,如取绒膜做涂片则可见大量菌丝。自觉症状主要为口干,亦可有烧灼感及疼痛。少数人有发木不适等。艾滋病患者常见有口腔黏膜急性红斑型念珠菌感染。

(三)慢性萎缩型念珠菌病

此型又称为义齿性口炎、慢性红斑型念珠菌病,其多发生于戴义齿的患者。临床表现为义齿的承托区黏膜广泛发红,形成鲜红色界限弥散的红斑。基托组织面和承托区黏膜不密合时,可在红斑表面有颗粒形成。患者大多数为老年女性,晚上没有摘下义齿的习惯,但无明显的全身性疾病或免疫缺陷。有些患者合并铁质缺乏或贫血。绝大多数伴有口角炎。义齿性口炎按其原因及表现又可分为3型。

Ⅰ型义齿性口炎:是由局部创伤或对牙托材料过敏引起的病变,与白色念珠菌感染关系不大。其表现为黏膜有点状充血或有出血点,或为局限性的小范围红斑。

Ⅱ型义齿性口炎:表现为广泛的红斑,整个基托相应黏膜区均发红,形成的红斑表面光滑。患者有口干、烧灼痛症状,与白色念珠菌感染有关。

Ⅲ型义齿性口炎:为基托面与黏膜组织不贴合引起的病变,在红斑基础上有颗粒形成。患者有口干及烧灼痛症状,此型亦与白色念珠菌感染有关。

有些患者有完整的牙列,未戴义齿,亦可发生慢性萎缩型白色念珠菌感染。在舌、腭、颊等处黏膜上同时有萎缩性红斑,亦可伴有口角炎及唇炎,有的学者称此类病例为慢性多灶性念珠菌病。患者的自觉症状有口干、烧灼感及刺激性痛。病程达可数月至数年,病变反复发作,时好时坏。艾滋病患者常见有口腔黏膜慢性红斑型念珠菌感染。

(四)慢性增殖型念珠菌病

慢性增殖型念珠菌病由于临床表现不同,又可分为2种亚型。

1.念珠菌性白斑

临床表现为黏膜上有白色斑块,为白斑样增生及角化病变,黏膜上亦间有红色斑块。严重时白斑表面有颗粒增生,黏膜失去弹性,与其他原因引起的白斑不易区别。病变常见部位为颊黏膜,口角内侧的三角区最多见,腭部、舌背等亦可发生,约半数患者伴有口角炎。自觉症状为口干、烧灼感及轻微疼痛。

2.念珠菌性肉芽肿

临床表现为口腔黏膜上发生结节状或肉芽肿样增生,以舌背、上腭多见。有时颊黏膜亦可见到,颜色较红,在各型中比较少见。常与红斑同时存在,有时亦可同时伴发念珠菌性白斑。

以上所述各型口腔念珠菌病的临床表现,主要特点为形成白色绒膜及红斑,其次为白斑及结节状增生。糜烂较少见,仅在口角,极少数在唇红部偶有糜烂。口角及唇红部仍以红斑病损为主,多在红斑的基础上出现皲裂及糜烂。发病部位主要在舌背、上腭及口角,约占 80%,颊部约占 10%,唇及龈发病较少,约在 10%以下。

五、诊断

(1)根据各型口腔念珠菌病的临床特点。

(2)在病损处或义齿的组织面做直接涂片,滴加 10%氢氧化钾或用 PAS 染色法或革兰氏染色法染色,在镜下查看菌丝和孢子,如为阳性可以诊断为感染。义齿性口炎者在义齿的组织面取标本做涂片比在黏膜上取标本阳性率更高。

(3)收集患者非刺激性混合唾液 1~2 mL,接种于 Sabouraud 培养基,分离培养可得阳性结果。此法比棉拭子法阳性率能提高 10%。对口干患者,可选用含漱浓缩培养法。必要时可用 API 生化鉴定试剂盒鉴定念珠菌菌种,以及动物接种等鉴定其致病性,并进行抗真菌药物敏感试验,为临床选择药物治疗提供依据。

(4)检测患者血清和唾液抗念珠菌荧光抗体滴度,如血清抗念珠菌荧光抗体滴度>1:16,唾液抗念珠菌荧光抗体滴度>1:1,可以作为念珠菌感染的辅助诊断依据。

(5)检查血清铁含量,部分患者可有血清铁降低,可作为辅助诊断的一个指标。

(6)对于慢性增殖型念珠菌病应做活检,用 PAS 染色找白色念珠菌的菌丝,并观察上皮有无异常增生。

(7)仔细询问用药史,是否曾大量应用抗生素、激素等,有无潜在疾病,了解可能引起念珠菌感染的诱因,为诊断提供线索。

六、治疗

念珠菌病的治疗原则是改善口腔环境,使口腔 pH 偏碱性。用抗真菌药物治疗并纠正身体的异常状态,免疫功能低下者应提高免疫功能,特别是细胞免疫功能。缺铁者给予补铁治疗。各型念珠菌病有相应的治疗特点。

(一)急性念珠菌病的治疗

(1)对于婴儿的鹅口疮应注意卫生,奶瓶应严密消毒,哺母乳者喂奶前应洗净奶头。

(2)用弱碱性含漱剂,如 3%~5%碳酸氢钠水溶液,清洗口腔,亦可用 2%硼砂或 0.05％氯己定液清洗口腔病损,可以抑制真菌生长。

(3)病损处可涂 1％甲紫或敷养阴生肌散、冰硼散等。

(4)病情严重者应给予抗真菌药物。临床常用制霉菌素,成人用量为每次 50 万单位,每天 3 次。1 岁以下儿童每次 7.5 万单位,1 至 3 岁每次 10 万单位, 3 岁以上每次 25 万单位,每天 3 次。对急性感染者疗程不必太长,一般 7～10 天 即可有效。此药不易被肠道吸收,可以将药物在口腔内含化后吞服,以增加药物 对局部病损的作用。婴幼儿不宜含化,可将制霉菌素配成混悬液,每毫升含 10 万单位,于局部涂擦。制霉菌素一般在体内不易产生耐药性,但口服有肠道 反应,如恶心、呕吐、食欲缺乏、腹泻等。也可选用氟康唑口服,每次 100 mg,连 续服 7～14 天,首次剂量加倍。

(5)成人的急性念珠菌病多有诱发的全身因素,治疗时应注意,酌情暂时停 用抗生素及激素等药物。

(二)慢性萎缩型念珠菌病的治疗

(1)首先除去发病的诱发因素。如有全身性疾病,或代谢、内分泌紊乱者给 予相应治疗。口腔不洁者改善口腔卫生状况。吸烟者最好戒烟。

(2)对义齿的灭菌很重要。可用 5％碳酸氢钠水溶液或每毫升 10 万单位新 鲜配制的制霉菌素混悬液浸泡义齿。如果义齿组织面上的念珠菌不易杀灭,病 情得不到控制,并经常复发时,应重衬义齿或重新做义齿。晚上睡觉时应摘下义 齿并浸泡在 5％碳酸氢钠水等溶液中。

(3)抗真菌治疗用制霉菌素含化后吞服。如有口角炎及唇炎,可用 3％克霉 唑软膏、咪康唑软膏或制霉菌素混悬液局部涂抹。

(4)病损表面有颗粒增生时,将病损切除,除去增生的病变组织,并观察组织 学变化。

(5)铁缺乏者应补充铁。根据情况口服硫酸亚铁,剂量为每次 0.3～0.6 g,每 天 3 次,直至纠正铁质缺乏。

(三)慢性增殖型念珠菌病的治疗

(1)首先除去发病诱因,如有全身异常情况,予以纠正。吸烟者严格戒烟。

(2)抗真菌药物治疗,同前述。

(3)对念珠菌性白斑应做活检以确定有无异常增生。最好手术切除病损,并 定期复查。严密观察病情的变化以防癌变。

(四)慢性黏膜皮肤念珠菌病的治疗

(1)此型念珠菌病治疗较困难,易复发。治疗时首先要处理潜在性疾病,特别是铁质缺乏的纠正。如果缺铁得到补偿,有些病例免疫功能低下可得以恢复。如为免疫功能低下或缺陷,可使用转移因子,每次 1 mg 于腋窝或腹股沟淋巴回流较丰富的部位皮下注射。每周 1～2 次,1 个疗程一般 10 次,根据情况用药1～3 疗程。

(2)抗真菌治疗:因本型较顽固,不易治愈,常反复发作,故使用抗真菌药物一定要治疗彻底,同时也应注意全身用抗真菌药物的肝、肾毒性。根据情况可选择应用下列药物 1～2 种。

制霉菌素:用法同其他型。可连续使用数月,一般不易产生耐药性。

克霉唑:口服容易吸收,对黏膜、皮肤及内脏的真菌感染都有一定疗效。但为抑菌药,停药后可以复发,目前已极少应用。不良反应为胃肠道刺激症状、泌尿系统黏膜烧灼感、转氨酶水平可升高,但停药后能恢复。用量为每公斤体重每天 30～60 mg,成人一般每天 1～3 g,可服用 1～2 个月。

两性霉素 B:有较广的抗真菌谱,与制霉菌素交替使用更有效,但不良反应较大,目前应用较少。初用时可引起发热,寒战。长期用可引起消化道反应,甚至消化道出血及肾脏损害。所以,主要用于全身性深部感染。如黏膜、皮肤感染长期不能控制病情者可短期使用。

酮康唑:为咪唑类广谱抗真菌新药,在体内吸收快,可集中药物作用抗真菌。但有长期大量应用对肝脏产生严重损害的报道。口服每次 200 mg,每天 1 次,5 天为 1 个疗程。口腔念珠菌感染可用 2～3 个疗程。

氟康唑:是一种较新的咪唑类抗真菌药物。其特点为抗菌谱广,不良反应较小。用于口腔的白色念珠菌感染时,根据病情严重程度,首日剂量可用 100～200 mg 口服,以后每天 50～100 mg,连续用药 7～21 天能收到较好疗效。

以上各型念珠菌病均应用药至症状和病损消失,病原菌检查转阴为止,并应在停药 1 周后复查临床表现及病原菌涂片培养。

七、预后

口腔念珠菌急性感染主要在表层,多为原发性,病程短,经抗真菌治疗后效果好。一般 1 周至数周可痊愈,不易复发。慢性感染则病程长,可持续数月甚至数年。增殖型者,如念珠菌性白斑,曾有恶变的病例报告。电镜下可见白色念珠菌寄生于上皮细胞内,上皮细胞的胞质内有侵入的菌丝。菌丝有高度发育的表现,清楚显示完整的细胞器,犹如含有正常核的细胞。这反映侵入的微生物对其所在细胞内环境发生了适应性变化,可以长期寄生,引起上皮增生,临床上表现为上皮增厚,形成白斑。但 Shear 等对白斑的产生有不同意见,认为念珠菌性白斑是白斑表面的继发感染,并非引起白斑的原因。虽然念珠菌性白斑产生的因果关系尚有不同意见,但念珠菌性白斑可以发生上皮异常增生已有临床报道及动物实验证实。

第五章

口腔颌面部感染

第一节　智齿冠周炎

冠周炎是指牙齿萌出过程中或阻生牙萌出不全时,牙冠周围软组织发生的炎症。智齿冠周炎是指第三磨牙萌出过程中或第三磨牙阻生萌出不全时,牙冠周围软组织发生的炎症。

一、临床诊断

(1)智齿冠周炎多见于青壮年,多发生于下颌第三磨牙。

(2)患者多以牙痛、张口受限就诊。

(3)多有反复发作的病史,炎症控制后可无任何症状。

(4)智齿冠周炎无冷热刺激痛,当出现冷热刺激痛时,应注意第三磨牙本身及相邻的第二磨牙有无龋坏。

(5)口腔检查:第三磨牙周围软组织红肿,盲袋形成,盲袋溢脓,可见或探及萌出不全的第三磨牙。

(6)下颌智齿冠周炎反复发作可形成面颊瘘或在下颌第一磨牙颊侧形成瘘管,应与下颌第一、第二磨牙炎症所形成的瘘管鉴别。

(7)X线检查可见未萌出或阻生的第三磨牙。

二、治疗

以局部治疗为主,伴发有全身症状或患有糖尿病等基础疾病的患者可考虑全身应用抗菌药物。

(一)冠周盲袋局部冲洗

可选用3%过氧化氢溶液(双氧水)、0.1%氯己定溶液(洗必泰)、1∶5 000高锰酸钾溶液与生理盐水交替反复冲洗冠周盲袋,至溢出液清亮为止。每天冲洗

1～3次。

(二)冠周盲袋内置药

冠周盲袋冲洗后,擦干局部,用探针蘸2%碘酒、碘甘油或浓碘甘油(改良台氏液)、复方碘化锌甘油(台氏液),将药置于盲袋内。每天1～3次。

(三)切开引流

冠周脓肿形成后应切开引流,并放置引流条。

(四)漱口水含漱

可用温热水、0.12%～0.20%的氯己定含漱液等漱口剂含漱。

(五)全身应用抗菌药物

伴有全身症状或有糖尿病等基础疾病的患者可考虑全身使用抗菌药物。一般采用口服。宜选药物:阿莫西林、甲硝唑。可选药物:乙酰螺旋霉素、交沙霉素。

(六)炎症控制后第三磨牙的处理

对于第三磨牙位置不正,无足够萌出位置,无对颌牙,没有保留价值的第三磨牙,在炎症控制后应及早拔除,如有颊瘘,拔牙同时搔刮、切除瘘管。冠周龈瓣切除:对于有足够萌出位置且牙位正常,有保留价值的第三磨牙,炎症控制后,在局部麻醉下切除龈瓣,以消除盲袋,避免冠周炎的复发。

三、注意要点

(1)盲袋冲洗一定要到位,冲洗针头应伸入到盲袋内。

(2)盲袋内置药前应擦干局部,必要时隔湿;所置药物一定要到袋底部。

(3)应用腐蚀性强的药物时,应注意保护正常牙龈及口腔黏膜,避免药液烧灼正常牙龈及口腔黏膜。

(4)注意及时消除上颌第三磨牙对下颌第三磨牙冠周软组织的创伤影响。

(5)注意下颌智齿冠周炎感染扩散。

第二节　口腔颌面部间隙感染

一、口腔颌面部各间隙感染临床及治疗共同点

口腔颌面部间隙概念:口腔颌面部的一些解剖结构由致密的筋膜包绕,在筋膜间、筋膜与肌肉间、肌肉与肌肉间、肌肉与骨膜间有彼此相连的疏松结缔组织、脂肪组织充填及神经、血管、淋巴管穿行,形成潜在的间隙。口腔颌面部间隙是指这些潜在间隙。

口腔颌面部间隙感染概念:指发生在口腔颌面部筋膜间、筋膜与肌肉间、肌肉与肌肉间,肌肉与骨膜间潜在间隙疏松结缔组织的急性化脓性炎症,炎症呈弥散性者称为蜂窝织炎,局限性者称为脓肿。

口腔颌面部间隙感染途径特点:口腔颌面部感染均为继发性感染,常见的感染途径为牙源性或腺源性感染扩散所致,外伤性、医源性(如麻醉穿刺)、血源性少见。

口腔颌面部感染病原菌特点:口腔颌面部间隙感染多为需氧菌和厌氧菌混合感染。

(一)临床诊断

(1)常有感染源原发病的病史,如智齿冠周炎、根尖周炎、牙周炎、淋巴结炎等,或有间隙被侵入可能带进细菌导致感染的病史,如颌面部外伤、间隙内注射穿刺等。

(2)感染间隙区域红、肿、热、痛,并常出现功能障碍。主要的功能障碍有张口受限,吞咽、咀嚼、语言,甚至呼吸困难。

(3)判断脓肿形成:局部有波动感;治疗无明显疗效,体温、白细胞计数仍高,局部跳痛,红肿压痛,水肿明显;穿刺抽出脓性分泌物;影像学检查有助于脓肿的判断。

(4)临床检查可发现原发病灶,如冠周炎、根尖周炎、淋巴结炎等。

(5)可出现明显的全身症状,如全身不适、畏寒、发热、头痛、食欲缺乏等。

(6)实验室检查:常可见白细胞计数和白细胞分类计数的改变、血沉加快等。

(7)影像学检查:有助于判断病原灶;了解脓肿是否形成,脓肿的部位等;排除其他疾病的继发感染(如囊肿、肿瘤等)。常用的检查有曲面体层 X 线片、CT 等。

(二)治疗

治疗从 3 个方面考虑:局部治疗,全身抗菌药物的应用,全身支持疗法。

1.局部治疗

包括:感染早期局部治疗,脓肿切开引流,病原灶的治疗。

(1)感染早期局部治疗:感染早期为弥散性急性蜂窝织炎,局部发红,扪及较硬。局部可采用热敷：用温热水、50％硫酸镁溶液湿热敷。外敷消炎止痛的药物有：鱼石脂软膏、六合丹、金黄膏（散）等。促进炎症吸收消散。

（2）脓肿切开引流。

（3）及时处理原发病灶。

2.全身抗菌药物的应用原则

（1）尽早进行病原微生物检查和药敏试验。

（2）根据感染来源和临床表现等推断可能的病原菌，立即开始抗菌药物的经验治疗。

（3）联合应用抗需氧菌和抗厌氧菌药物，初始治疗宜静脉给药，病情明显好转后可改肌内注射或口服。

（4）获知病原菌及药敏试验结果后，结合经验治疗的效果调整用药。

3.全身支持疗法

（1）高热的对症治疗：高热可以进行物理降温，物理降温效果不佳者，必要时给予药物治疗。

（2）注意水、电解质及酸碱平衡：有高热，进食困难或食欲差时，应注意水、电解质及酸碱平衡。

（3）注意患者已患有的慢性疾病的变化，及时调整治疗，如糖尿病、高血压等。防止已患慢性疾病的加重及影响感染的治疗。

（4）注意严重并发症的发现与早期防治，如败血症、脓毒血症、海绵窦血栓性静脉炎、脑膜炎、脑膜脓肿等。

（5）注意全身营养。

（三）注意要点

口腔颌面部脓肿切开引流术的注意事项如下。

（1）准确判断脓肿的形成，一般在切开引流术前可穿刺，进一步证实脓肿的形成、脓肿的部位，引导分离深部的脓肿，排除其他不宜切开引流的疾病，如较深部的冷脓肿。

（2）切口尽量选择在脓肿的最低位，以利于引流。

（3）考虑引流切口对美观的影响，切口应尽量隐蔽，尽量顺皮纹，在保证充分引流的情况下，控制切口长度，减少瘢痕畸形。

（4）注意保护神经、血管，分层次切开，分离至脓腔。除脓肿表浅几乎破溃，可直接切至脓腔外，一般口内切口应分层切开黏膜、黏膜下；口外切口分层切开皮肤、皮下、颈阔肌，用血管钳分离至脓腔。咬肌间隙、翼下颌间隙、颞间隙感染切开引流还需将肌肉附着、骨膜切开,由骨面分离至脓腔。

(5)轻柔准确分离,保证分离到位,尤其存在多个脓腔时,既要分离到位,又要避免过度分离造成组织不必要的损伤及感染扩散。

(6)多间隙脓肿切开,选择低位间隙切开,便于向其他间隙分离及贯通引流。

(7)当多间隙感染而不是所有感染间隙均形成脓肿时,只对形成脓肿的间隙切开,切忌向未形成脓肿的间隙分离。如果脓肿切开后治疗恰当,其他间隙感染可能会控制,炎症吸收消散。

(8)口底腐败坏死性蜂窝织炎或颌周多间隙感染出现呼吸困难、吞咽困难时,应尽早广泛切开引流。

(9)保持引流通畅,选择适当的引流条,一般选择橡皮条。深部的脓肿,引流道周围有肌肉组织,为保证引流通畅,可选用橡皮管、乳胶管等。脓肿切开出血明显的,当天可采用各种形式的纱条填塞,待次日更换适当的引流条。

二、口腔颌面部各间隙感染临床及治疗特点

(一)眶下间隙感染

眶下间隙位于上颌骨前壁与表情肌之间,上界为眶下缘,下界为上颌骨牙槽突,内界为鼻侧缘,外界为颧骨(颧大肌)。间隙中有从眶下孔穿出的眶下神经、血管及眶下淋巴结。此外,还有行走于肌间的内眦动脉、面静脉及其与眼静脉、眶下静脉、面深静脉的交通支。

1.临床诊断

(1)感染来源:主要来自上颌尖牙、前磨牙及上颌切牙的感染;上唇基底部脓肿扩散,偶见上颌窦炎及上颌骨骨髓炎穿破骨膜所致。

(2)眶下区红、肿,眼睑水肿,眼裂变小,鼻唇沟消失。

(3)口腔前庭龈颊沟肿胀、压痛,上唇及颊部可出现反应性肿胀。

(4)脓肿形成,在眶下区表面及龈颊沟处可扪及波动感。

(5)炎症激惹眶下神经,引起不同程度的疼痛。

(6)感染向上可向眶内扩散,形成眶内蜂窝织炎,眼球突出,胀痛。

(7)感染可沿面静脉、内眦静脉、眼静脉向颅内扩散,并发海绵窦血栓性静脉炎。

2.治疗

在口内上颌尖牙及前磨牙唇侧口腔前庭黏膜转折处做横行切口,切开骨膜达骨面,用血管钳向尖牙窝方向分离。

3.注意要点

眶下间隙的感染可经行走眶下间隙区域肌间的面静脉及眼静脉、内眦静脉向颅内扩散,并发海绵窦血栓静脉炎。切开引流要通畅,勿施挤压,以防感染向颅内扩散。

(二)颊间隙感染

广义上的颊间隙指位于颊部皮肤与颊黏膜之间颊肌周围的间隙,上界为颧骨下缘;下界为下颌下缘;前界为颧骨下缘至鼻唇沟经口角至下颌骨下缘的连线;后界浅面相当于咬肌前缘,深面为翼下颌韧带。间隙内含有蜂窝组织、脂肪组织及颊脂垫、面神经分支、腮腺导管、面动脉、面静脉及颊淋巴结、颌上淋巴结等。

1.临床诊断

(1)感染来源:常来源于上、下颌磨牙根尖感染、牙槽脓肿穿破骨膜侵入颊间隙。

(2)颊间隙感染可向周围颞下间隙、颞间隙、咬肌间隙、翼下颌间隙、眶下间隙扩散,形成多间隙感染。

(3)脓肿位于颊间隙内的位置不同,临床表现不一。脓肿位于颊部黏膜下时,口腔相应颊黏膜红肿、压痛,有波动感;脓肿位于颊部皮下时,颊部皮肤红肿、压痛,可有波动感;感染波及整个颊脂垫,肿胀范围波及整个颊部。

(4)可出现不同程度的张口受限。

2.治疗

(1)口内切口:脓肿近口内黏膜,在脓肿低位,下颌龈颊沟之上做横行切口。

(2)口外切口:脓肿位于皮下,可在脓肿表面沿皮肤皱褶线切开;广泛的颊间隙脓肿在下颌骨下缘下1~2 cm处,平行下颌骨下缘行横行切口。

3.注意要点

准确判定脓肿部位,正确决定切开引流的位置(口内或口外切开)。口外切开注意避免损伤面神经下颌缘支及面动、静脉。

(三)颞间隙感染

颞间隙位于颞区,指颞肌所在的间隙,前、上及后界为颞肌的附着线,下界为颧弓、颞下嵴、喙突。颞肌将间隙分为颞浅间隙、颞深间隙。颞浅间隙位于颞深筋膜与颞肌之间,颞深间隙位于颞肌与颞骨鳞部之间。

1.临床诊断

(1)颞间隙感染常由邻近间隙感染扩散而来。

（2）颞间隙感染伴有多间隙感染，可出现颞部及较广泛区域的红肿。

（3）单纯颞间隙感染，颞部红、肿、压痛，脓肿形成，颞浅间隙脓肿，可扪及波动感，颞深间隙脓肿需借助穿刺判断。

（4）多伴有较重的张口受限。

2.治疗

（1）在颞部发际内做与颞肌纤维方向一致的放射状切口。颞浅间隙脓肿可做单个皮肤切口，颞深间隙脓肿可做多个与颞肌纤维方向一致的切口。

（2）疑有颞骨骨髓炎时，可沿颞肌附着做弧形切口，切开颞肌附着由骨面翻起颞肌，使颞鳞部敞开引流，如有死骨病灶应及时清除。

（3）颞间隙感染伴多间隙感染时，视情况确定切口，采用贯通式引流。

3.注意要点

（1）切忌在颞肌上做与颞肌纤维相交的横行切口，以防损伤颞肌的神经、血管及破坏颞肌的功能。

（2）颞间隙感染易发生边缘性骨髓炎。

（3）颞深间隙的感染可直接从骨缝或经进入脑膜的血管扩散，导致脑膜炎、脑脓肿。

（四）颞下间隙感染

颞下间隙位于面侧深区，前界为上颌骨的后壁，后界为茎突及茎突诸肌，内界为蝶骨翼突外板的外侧面，外界为下颌升支上部分及喙突、颧弓，下界为翼外肌的下缘，以翼外肌的下缘平面与下方的翼下颌间隙分界。间隙内有翼静脉丛，上颌动、静脉及分支，三叉神经上、下颌支的分支。

1.临床诊断

（1）感染来源：上颌磨牙的感染扩散而致；相邻间隙感染扩散，如翼下颌间隙、颞间隙、咬肌间隙、颊间隙；上颌结节、圆孔、卵圆孔阻滞麻醉带入感染。

（2）颞下间隙深在，感染早期面部红肿不明显，可出现面侧深部疼痛，开口受限。随着感染发展，颧弓上、下及乙状切迹、下颌升支后方区域可出现肿胀，口腔上颌结节处前庭沟红肿、压痛。

（3）颞下间隙感染与相邻间隙感染同时存在时，临床上常有相应间隙感染的症状。

2.治疗

（1）口内切口：在上颌结节外侧前庭沟黏膜转折处切开，以血管钳沿下颌升支喙突内侧向后上分离至脓腔。

(2)口外切口:沿下颌角下做弧形切口,向上分离通过下颌升支后缘与翼内肌之间至脓腔。

3.注意要点

(1)颞下间隙位于颅底,颞下间隙的感染可借眶下裂、卵圆孔、棘孔、翼丛,分别向眶内、颅内扩散,导致眶内、颅内感染。

(2)间隙深在,应准确及时判断脓肿形成,及时引流,防止感染扩散。

(五)咬肌间隙感染

咬肌间隙位于咬肌与下颌支外侧骨壁之间,前界为咬肌前缘,后界为下颌支后缘,上界为颧弓下缘,下界为下颌角及下颌下缘。

1.临床诊断

(1)感染来源:主要来源于下颌智齿冠周炎、下颌磨牙的根尖周炎、牙槽脓肿。

(2)咬肌区红、肿,常以下颌角区为中心,肿胀区域发硬、压痛,有明显的张口受限。

(3)咬肌肥厚、坚实,脓肿形成时常难以扪及波动感,常经穿刺诊断。

2.治疗

(1)绕过下颌角的下颌下切口:绕过下颌角在距下颌下缘 2 cm 处做 3～5 cm 切口,分层切开皮肤、皮下、颈阔肌,以及咬肌附着及骨膜,分离至脓腔(图 5-1)。

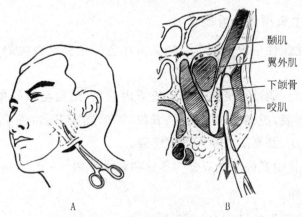

颞肌
翼外肌
下颌骨
咬肌

A　　　　　　　　　　B

图 5-1　咬肌间隙脓肿切开引流术

A.切口;B.分离进入脓腔

(2)下颌下切口:脓肿位于间隙前部,可做平行于下颌下缘的直行切口。

3.注意要点

咬肌间隙感染易发生边缘性骨髓炎。当边缘性骨髓炎形成,在脓液减少后,早期应施行病灶清除术。

第三节　颌骨骨髓炎

颌骨骨髓炎是指由细菌感染及物理、化学因素导致颌骨骨膜、骨密质、骨松质、骨髓及骨髓腔内的血管、神经等整个颌骨骨组织成分发生的炎性病变。

根据临床病理特点和致病因素不同,将颌骨骨髓炎分为:①化脓性颌骨骨髓炎,主要病原菌为金黄色葡萄球菌、溶血性链球菌、肺炎链球菌、大肠埃希菌、变形杆菌等,多为混合感染。常见的化脓性颌骨骨髓炎有:化脓性中央型颌骨骨髓炎、化脓性边缘型颌骨骨髓炎。②特异性颌骨骨髓炎,主要指结核分枝杆菌、梅毒螺旋体等所致的颌骨骨髓炎。③物理、化学因素所致颌骨坏死而继发感染的骨髓炎,常见的有放射性颌骨坏死(骨髓炎)、双膦酸盐相关性颌骨坏死(骨髓炎)。

化脓性颌骨骨髓炎主要的感染途径为牙源性、损伤性、血源性,以牙源性最为多见。

一、化脓性中央型颌骨骨髓炎

感染来源:化脓性中央型颌骨骨髓炎多在急性化脓性根尖周炎及根尖周脓肿的基础上发生。

感染扩散途径:病灶牙炎症先在骨松质内发展,继而由颌骨中央向外扩散,可累及骨密质、骨膜,炎症穿过骨密质、骨膜,可形成皮下、黏膜下脓肿、瘘口,有时累及颌周软组织,甚至形成颌周间隙感染。

中央型颌骨骨髓炎临床发展分为急性期和慢性期。

(一)临床诊断

(1)往往有病原灶的发病史。

(2)急性期:因患者基本状况和局部炎症的严重程度不同,临床表现不一。全身反应一般有畏寒、发热、乏力、食欲缺乏、白细胞计数增高等。

炎症早期局部表现为疼痛。患者自觉病变区域剧烈疼痛,可出现放射性疼痛;炎症继续发展出现病变区域牙龈红肿,牙齿松动,龈袋溢脓;病变范围不断扩大,神经受累可出现相应症状,肌肉受到炎症刺激可出现张口受限,黏膜皮肤形成瘘管。

炎症在急性期未得到有效控制,可进入慢性期。

(3)慢性期:常在发病 2 周以后由急性期逐渐向慢性期过渡,死骨逐步形成及分离;局部表现为牙龈红肿,牙齿松动,皮肤、黏膜形成瘘管,溢脓,有时可见小死骨片从瘘口排出,触之易出血,严重的可发生病理性骨折,咬合错乱。

不同阶段 X 线表现不一。骨质破坏初期,骨小梁密度降低,边界不清;骨质继续破坏,形成坏死灶,X 线表现为以病灶牙为中心的单发或多发、大小不等、边界不清的低密度区域;炎症进一步发展,逐渐形成死骨,X 线表现为低密度区域内不规则的界限清楚的高密度死骨块等。

(二)治疗

1.急性期

(1)全身药物治疗:包括抗菌药物的应用及全身支持疗法。

(2)外科治疗:引流排脓去除病灶。切开形成的骨膜下脓肿、颌周间隙脓肿;拔除病灶牙、拔牙窝也可起到引流目的;凿除部分骨外板以引流骨髓腔内脓液。

2.慢性期

进行死骨摘除及病灶清除术。

(三)注意要点

(1)X 线检查:了解骨质破坏情况,一般在发病 2～4 周颌骨已有明显破坏后,X 线检查才有意义。儿童一般发病 7～10 天后开始有死骨形成。

(2)死骨摘除及病灶清除术的手术时机,由病程与 X 线表现结合确定,一般在发病 3～4 周,死骨与周围骨质分离时进行。病变广泛者需要更长的时间。

二、化脓性边缘型颌骨骨髓炎

感染来源:化脓性边缘型颌骨骨髓炎多为下颌智齿冠周炎引起。

感染扩散途径:下颌智齿冠周炎形成骨膜下脓肿,间隙蜂窝织炎,继续发展骨密质溶解破坏,骨膜反应,反应性成骨,炎症向骨质深层发展可累及骨松质。

化脓性边缘型颌骨骨髓炎按临床发展分为急性期和慢性期。

(一)临床诊断

(1)往往有病原灶的发病病史。

(2)急性期:其临床表现与颌周间隙感染的临床表现基本相同。

(3)慢性期:病变区域呈弥漫性肿胀,局部组织坚硬,有轻微压痛,多有不同程度的张口受限,进食困难。

(二)治疗

1.急性期

(1)全身药物治疗:包括抗菌药物的应用及全身支持疗法。

(2)外科治疗:引流排脓去除病灶,控制病灶炎症。间隙感染时及时切开引流,控制病灶牙的炎症。

2.慢性期

进行病灶清除术。

(三)注意要点

化脓性慢性边缘型颌骨骨髓炎,在急性期炎症基本稳定,并已明确骨质破坏的部位和范围,一般在病程 2～4 周后,即可实施病灶清除术。

三、放射性颌骨骨髓炎

放射线能对恶性肿瘤细胞产生杀伤和抑制作用,同时对正常组织也会产生不同程度的作用。头颈部恶性肿瘤进行放射治疗的同时,放射线对颌骨组织或多或少也会产生影响,在此基础上口腔局部的任何创伤(如拔牙、手术、外伤等)、局部的感染(如根尖周炎、牙周炎等)均可能诱发颌骨骨髓炎的发生。

(一)临床诊断

(1)有头颈部放射治疗史。

(2)往往有口腔卫生差、病灶牙,以及拔牙、手术等口腔创伤和感染的因素和病史。

(3)患者有较剧烈的持续疼痛。

(4)皮肤、黏膜萎缩干燥,皮肤黏膜溃疡。

(5)可出现颌周红肿,皮肤、黏膜形成瘘管,长期溢脓不愈。

(6)死骨与正常骨之间长期不能分离脱落,骨外露于口腔,反复感染,长期不愈。

(7)常有张口受限,甚至出现牙关紧闭。

(8)全身常表现为消瘦、衰弱、贫血等全身慢性消耗症状。

(9)X线特点:主要为不同程度的骨质吸收破坏、死骨形成的表现,病程发展的不同阶段,可出现不同的X线表现。早期呈现弥散性骨质疏松,进而呈现边界模糊不清,不规则点状、片状的虫蚀样密度减低区,骨质破坏加重,可出现大小不等、形状不一的死骨,死骨不易分离,大的死骨形成可出现病理性骨折。

(二)治疗

(1)全身支持治疗:视患者情况可给予全身营养支持治疗。

(2)高压氧治疗:在不影响肿瘤治疗或排除肿瘤存在的情况下,可考虑给予高压氧治疗。

(3)全身抗菌药物应用。

(4)局部冲洗:用1%～3%过氧化氢溶液(双氧水)、生理盐水、0.1%氯己定(洗必泰)溶液等交替冲洗。

(5)咬除暴露死骨,表浅清创:死骨没有分离不具备行死骨摘除术的条件时,可用咬骨钳对已露死骨分次逐步咬除、清创,减少对局部软组织的刺激。

(6)疼痛剧烈的患者可给予镇痛药物。

(7)死骨摘除清创术:死骨形成、死骨分离可行手术摘除死骨,局部清创。

(三)注意要点

放射性颌骨骨髓炎的口腔预防措施包括下面3种方法。

1.放射治疗前行口腔全面检查及处理

(1)放疗前常规牙周洁治,保持口腔卫生。

(2)处理患牙:有保留价值的患牙应进行治疗,无保留价值的病灶牙、残根予以拔除。

(3)去除口腔内的金属修复体。

2.放射治疗中对口腔内病变应及时发现与处理

(1)及时发现口腔内疾病并处理,如口腔溃疡、各种感染疾病的早期发现与处理。

(2)牙周炎的维护治疗,防止放疗中牙周炎加重。

(3)口腔卫生的维持,放疗过程中停止配戴活动义齿。

(4)牙齿表面预防性应用氟化物,可降低放射性龋的发生。

3.放射治疗后定期进行口腔检查,保持口腔清洁

(1)定期进行口腔检查,及时发现与治疗口腔疾患。

(2)保持口腔清洁,进行口腔护理,以预防口腔疾病发生。

(3)必须拔除患牙,行口腔内手术时应慎重,术前、术后应用抗菌药物,尽量减少手术创伤。

四、双膦酸盐相关性颌骨坏死

双膦酸盐类药物是 20 世纪 80 年代开发的一类新型骨吸收抑制剂,用于骨质疏松症、多发性骨髓瘤、恶性肿瘤骨转移等的治疗。Marx 自 2003 年首次报道使用唑来膦酸导致颌骨坏死以来,双膦酸盐性颌骨坏死引起了广泛的重视。

(一)临床诊断

(1)多有拔牙、颌骨手术等创伤病史,但伤口长期不愈,局部反复肿胀,有较剧烈疼痛。

(2)局部红肿,可见死骨暴露,触及疼痛明显,瘘管形成并溢脓,下颌骨病变可出现下唇麻木。

(3)X 线特点:随着病程发展,可出现不同 X 线表现。①病变早期:X 线检查往往无明显的阳性表现,如有拔牙史,清楚可见不愈合的拔牙窝。②骨小梁结构改变:骨小梁增粗,结构紊乱,可见散在死骨,骨皮质侵蚀,骨质破坏区与正常骨质无明显界限。③在低密度溶骨破坏区及周围可出现不同程度的高密度骨质硬化。④可出现广泛骨硬化,下颌管变窄,甚至出现石骨症样改变。⑤有时可见牙周间隙增宽。

(4)符合以下 3 点,可诊断为双膦酸盐相关性颌骨坏死。①出现颌骨坏死,无好转持续 8 周以上,往往病变骨暴露,如有拔牙、颌骨手术等创伤,创口长期不愈。②正在接受双膦酸盐药物治疗或有双膦酸盐药物治疗史。③无头颈部放疗史。

(二)治疗

双膦酸盐相关性颌骨坏死的治疗主要是控制疼痛,控制和预防感染,防止坏死病灶的扩展及新病灶产生。根据疾病发展不同时期可选择以下治疗。

(1)在允许的情况下(如肿痛的患者不影响肿瘤治疗),首先暂时停止使用双膦酸盐药物。

(2)保持口腔卫生,局部冲洗,抗菌药物含漱液含漱。

(3)必要时全身应用抗菌药物,双膦酸盐相关性颌骨坏死并发感染,按颌面部感染的抗菌药物临床应用指导原则,全身使用抗菌药物。

(4)死骨表面表浅清创,用咬骨钳对已暴露死骨分次咬除,表面清创,减少对周围软组织的刺激。

(5)死骨切除,局部外科清创,摘除死骨。

(6)控制疼痛,局部创面处理与保护以减少刺激,必要时服用镇痛药物。

（7）口腔其他病变的处理，如牙体牙髓病变、牙周疾病、黏膜疾病等。

（8）怀疑恶性变时应及时行活检术。

（三）注意要点

双膦酸盐相关性颌骨坏死的预防。

（1）加强宣传，建议准备接受双膦酸盐类药物治疗的患者，在接受治疗前应进行全面的口腔检查与评估，治疗病变牙，拔除无保留价值的患牙，对已有的修复体进行评价及调整，对缺失牙进行修复，使口腔处于良好状况后再接受双膦酸盐类药物治疗。

（2）在接受治疗期间，定期进行口腔检查，及时处理患牙，维护好口腔卫生，保持口腔处于良好状况。

（3）服药期间需进行口腔手术，如牙拔除术，应尽量在术前停用双膦酸盐类药物。有报道提出停服 3 个月是必需的，其有助于预防颌骨坏死的发生。

第四节　面　部　疖　痈

疖是指单一毛囊及其附件的急性化脓性炎症。痈是指相邻多个毛囊及其附件同时发生的急性化脓性炎症。

主要病原菌是金黄色葡萄球菌。

一、临床诊断

（1）疖：红、肿、热、痛，呈锥形隆起的小硬结，往往在硬结顶部出现黄白色脓头。

（2）痈：好发于男性上唇，上唇肿胀呈紫红色，肿胀皮肤可出现多个黄白色脓头，脓头破溃，坏死组织溶解排出，可形成蜂窝状腔洞。唇痈表现为唇部极度肿胀、疼痛，张口受限，进食、言语困难。全身中毒症状明显。

（3）有时面部静脉炎及血栓形成造成静脉回流受阻，可出现面部广泛水肿、疼痛。

（4）疖、痈易发生全身并发症：海绵窦血栓性静脉炎、脑膜炎、脑脓肿、败血症、脓毒血症等。

二、治疗

局部治疗与全身治疗相结合。

(一)全身抗菌药物的应用

面部疖伴有局部蜂窝织炎和面痈患者,应全身给予抗菌药物,尽早从脓头取细菌培养及药敏试验,针对性地选择抗菌药物。

(二)局部治疗常用方法

(1)保持局部清洁,可用2‰碘酊涂擦局部。

(2)可用高渗盐水、抗菌药物盐水交替湿敷。

(3)及时用镊子钳出已分离的脓栓及坏死组织。

(4)对明显形成的皮下脓肿久不破溃者,可在脓肿中心轻轻挑开自然引流,切忌分离脓腔。

(5)自行破溃或切开引流后,局部仍以高渗盐水、抗菌药物盐水等交替湿敷直到无脓液,肿胀消退。

三、注意要点

疖、痈局部治疗很重要,局部治疗宜保守,操作易轻柔,避免损伤,严禁挤压、挑刺、热敷、烧灼,以防感染扩散,发生严重并发症。

第六章

口腔颌面部创伤

第一节　口腔早期伤情判断与急救处理

迅速而及时地判断伤者的伤情并抢救患者的生命,是外伤早期处理时最重要的目的。外伤所致的死亡,大约出现在 3 个时期。第一个死亡高峰是伤后几分钟内,死亡原因与脑、脑干、高位脊髓、心脏、主动脉或其他大动脉的损伤有关。第二个死亡高峰在伤后几分钟至几小时内,引起死亡的原因常为硬膜下及硬膜外血肿、血气胸、脾破裂、肝破裂、多发性损伤伴有大量失血等。这一时期非常重要,迅速而准确的伤情判断和及时抢救,可以大大降低病死率。第三个死亡高峰在伤后数日或数周,原因与脓毒血症及器官功能衰竭有关。

对伤情的判断,分两步进行。第一步是检查有无危及生命的情况,并同时予以妥善处理。包括呼吸道通畅与否(处理时应注意控制颈椎,勿使其变位)、肺的情况如何、失血量的估计及心脏情况;扼要的神经学检查,以判断意识清醒的程度、瞳孔的大小和反应等。第二步检查在危及生命的情况已经处理并稳定后进行,做从头到足的全身详细体检。病史的采集亦在此时进行。以下分别叙述。

一、通气道及颈椎

在初期的快速检查中,必须判断呼吸道是否通畅,有无阻塞症状。应观察有无呼吸,其频率及强度如何。如有喘息等现象,应查明原因。观察胸壁,呼吸时运动是否对称,是否有反常的运动,吸气和呼气的情况及间歇。如发现有呼吸道阻塞,必须立即处理。上呼吸道阻塞可能因舌后坠(常见)、异物(包括出血及血块、呕吐物、义齿脱落等)、声门区水肿、喉部外伤等引起。

有意识丧失的患者,支持舌的肌肉松弛,在仰卧位时,可产生舌后坠而阻塞呼吸道。使下颌前移因而舌亦随之前移,可解除阻塞。患者平卧,术者一手之手指置颏(下颌正中)下方,拇指轻压下唇以使口张开,然后置下前牙之后,拉下颌向前。此法之优点在于不至影响可能存在的颈椎骨折。另一方法为双手握持于下颌角处,推下颌骨向前。

舌前移后,使口咽或鼻咽通气道维持,必要时做气管内插管。插管时应注意勿过度使颈部伸张,特别在疑有或已有颈椎骨折时。在处理锁骨以上的外伤时,对颈椎骨折的可能性应高度重视,故头部应保持于正中位,插管时避免加重创伤。

如插管失败或声门区有水肿,喉部有创伤或口咽部有严重出血而阻塞呼吸道视野,应进行气管切开术或环甲软骨切开术。急救时,或在小于 12 岁儿童的急救时,以针头(直径较大者)插入环甲软骨之间至气管内,是简便而可行的方法。

同时有通气道阻塞及颈椎骨折存在时,必须确定应先处理何种情况。呼吸道阻塞总是应首先处理的。如患者已无生命威胁,则应做 X 线检查,以排除颈椎骨折。

二、肺的情况

呼吸道问题解决后,即应检查通气情况。进行胸部的视诊、触诊及听诊。如无呼吸,应立即进行人工呼吸,通过面罩或气管内插管进行。

胸壁和肺的创伤可大致分为立即影响生命的和可能影响生命的两类。开放性气胸、活瓣性气胸、严重的血胸、心脏压塞(心包有液,压迫心脏)等,属前一类,需立即治疗;属后一类的有,气管支气管破裂、肺挫伤、横膈膜破裂、食管穿孔、心肌挫伤、大血管损伤等。

三、血液循环

对休克程度的判断是极为重要的。如伤后 15 分钟内即发生深度休克,多因大量失血而致。如休克程度较轻,受伤在数小时以前,应视出血情况补充血液。

通常用以在急诊时判断休克程度的指征为血压、脉搏、皮肤情况(颜色、温度、湿润度)、尿量、意识状态、中心静脉压等。虽然血压用作指征历时已久,但脉搏、皮肤情况(实际为皮肤灌注情况)及尿量是更为准确的指征。由于代偿功能,失血量在 15%～20% 时,血压可不发生变化(健康青年成人);超过 20% 后,血压开始下降。老年人的代偿功能不强,失血量在 10%～15% 时,血压即开始下降。

脉搏是一较好指征,但缺乏特异性,因情绪波动、疼痛、兴奋等均可使脉搏变快。脉搏超过每分钟 120 次,应被认为是血量不足,直至被确认是其他原因时为止。

皮肤灌注情况是较准确的判断指征。因为失血的第一步代偿为皮肤和肌肉的血管收缩,表现为皮肤苍白并发冷,躯干及四肢皮肤冷而湿润。

对严重外伤患者,应插入并留置导尿管,每15分钟记录尿量。由于代偿的第二步为内脏血管的收缩,包括肝、肾、胃肠道等,故尿量减少能直接反映肾血流量减少。正常最低尿量为每千克体重每小时0.5 mL,补充血及液体时,达此标准即可,但应快速。尿量超过1 mL/(kg·h)时,输入速度即应控制。

与外伤有关的休克,其本质多为血量不足。急救时除输血、输液外,必要时应给氧。急救的效果如何,应根据脉搏、血压、血气分析、尿量、呼吸情况等判断。

在上述危及生命的情况得到处理且患者情况稳定后,应进行从头至足的详细检查,并应按下述顺序进行。

(一)头部

在早期伤情判断的第二步中,首先应检查头部,发现并判断各种外伤。要再次检查眼的情况,如瞳孔大小、各种性质的外伤、眼底、结膜等。以视力表做快速检查并查明障碍原因是一有价值的方法。

头部的钝性及穿通伤,可引起脑组织的创伤,必须注意。

(二)面部

无呼吸道阻塞的颌面部伤应在患者情况完全稳定后处理。面中部骨折可伴发筛板骨折,产生脑脊液漏。乳突区淤血提示可能有颞骨骨折。界限清楚的眼睑周淤血可能是前颅底骨折的症状之一。

(三)颈椎及颈部

颌面部有钝性外伤者,应警惕有无颈椎骨折。无神经学方面的症状不能排除颈椎骨折,必须以X线片证实。颈部的穿入伤如已超过颈阔肌,检查时必须注意,因可能有大血管损伤而发生大出血。需仔细检查时,应作好一切准备后在手术室探查。

(四)胸部

仔细观察胸部的呼吸运动,除外引起气胸的损伤。应触诊锁骨及每一肋骨,除外肋骨骨折。压迫胸骨时如有肋骨骨折,则有痛感。

听诊可查明内部情况,气胸时肺尖呼吸音有改变;血胸及肺挫伤时,则肺底呼吸音异常。如心音遥远并有颈静脉怒张,可能为心脏压塞引起。脉压缩小可能是心脏压塞的更可靠的体征。

(五)腹部

腹部损伤的潜在危险性甚大,应积极进行诊断及治疗。伤后初步检查结果不一定可靠,必须密切观察发展情况,特别在腹部遭受钝性创伤后。

勿忘进行直肠检查,注意肠腔有无血液、有无骨盆损伤、直肠壁有无损伤、括约肌的张力如何等等。

(六)四肢

检查四肢有无挫伤及畸形。触诊四肢骨骼,有无压痛、碎裂音、异常运动等,以判断有无骨折。向下压迫髂骨前上嵴及耻骨联合部可判断有无骨盆骨折。此外,应触诊四肢脉搏是否存在。

(七)神经学检查

除四肢的感觉及运动检查外,应再检查意识情况及瞳孔(大小、形状、对光反射等),判断意识状态(昏迷程度)。

应检查脑神经及脊髓神经的感觉和运动功能。如有异常并需转送患者时,应对颈椎及脊柱做暂时固定。

详细的病史采集应在完成全身检查后进行。询问时注意了解患者受伤时的情况,如致伤力的方向、速度、大小等。

如患者清醒,检查者应了解主要症状所在的部位并仔细检查。胸部和腹部的内部创伤常无可靠的体征。四肢、脊柱及胸壁的创伤有明显体征,如患者能清楚地陈述这些部位无论在静止时或运动时皆无疼痛或压痛,常能排除有创伤发生。病史亦应包括过敏史、既往史等。初期处理时,应包括对破伤风的预防。

急诊处理中的主要诊断步骤应包括 X 线诊断,最常用的是胸片,可提供胸内创伤、气胸、血胸、肋骨骨折、纵隔状态等方面的情况。

第二节　口腔颌面部软组织损伤

一、擦伤

擦伤常见于颜面部较突出的部位,如颏部、唇部、颧部、鼻尖、额部等处,与粗糙面的物体呈切线方向摩擦,造成表皮层破损或脱落,甚至可深达真皮浅层。

(一)临床特点

创面表浅,常呈点状渗血或散在的小片渗血,有时可见淡黄色血浆渗出;创面常有泥沙或其他不洁物附着;创面如果仅累及表皮层,仅有轻度疼痛。真皮层暴露者,则有明显的灼痛。

(二)治疗原则

主要是尽早彻底清创。去尽创面内的泥沙等污染物,创面暴露,保持干燥,数日内可自行愈合。真皮层暴露者,血浆渗出较多,可在创面覆盖一层凡士林油纱,然后敷料包扎可减少创面感染机会。油纱的凡士林不宜过多,应使网孔有良好的通透性,使创面的渗出物容易渗到外层敷料中,有利于创面干燥,避免感染。如果创面已感染,则需用高渗盐水湿敷,湿敷时局部辅以抗生素,有利于控制局部感染。

对擦伤创面污染物的清除,一般使用生理盐水冲洗和擦拭,泥土、砂粒等容易清除。但煤渣等有色异物被清除后创面有可能被染色,污染时间越久,染色越深,如不在清创中予以清除,则愈合后常遗留皮肤色素,严重影响容貌。对已染色的浅层组织,采用打磨皮肤的金刚砂打磨器磨去染色组织,可减少伤口愈合的色素沉着。如果擦伤创面是非水溶性的油泥等,则需用乙醚、二甲苯、丙酮等有机溶剂,方可去除油腻污染物。

二、挫伤

颌面挫伤是多由钝物直接打击或因跌倒撞击于硬物所致的闭合性损伤。表面皮肤完整,但深部皮下组织内小血管、淋巴管破裂,引起深部组织内渗血,形成皮下瘀斑或血肿。严重的挫伤可累及深部的肌肉、骨膜和关节,可伴发骨折。

(一)临床特点

较浅的淤血和血肿可引起皮肤变色、局部肿胀和疼痛。皮下瘀斑早期呈暗红色或青紫色,随着淤血的分解和吸收,皮肤颜色逐渐变为浅黄色,一般在伤后2～3周可恢复正常的肤色。

局部的肿胀和疼痛与挫伤部位的组织质地有关。眼眶周围和面颊、颞部组织疏松,组织肿胀明显,但疼痛较轻;而额部挫伤时,肿胀虽不明显,但胀痛较甚。

口底血肿常使舌根部后移,而出现上呼吸道梗阻,具有高度的危险性。口底血肿多见于口底软组织挫伤。当口底软组织损伤,伤后出现呼吸困难,应高度警惕口底血肿的可能,应尽快作出诊断和处理。

颞颌关节常在下颌骨遭受暴力后出现组织挫伤,引起关节囊内或囊外渗血,可出现关节区压痛、自发痛、张口疼痛、张口受限甚至错𬌗。囊内血肿时,关节区肿胀不明显,但疼痛明显。

(二)血肿的转归

当深部组织内较大血管破裂时,大量血液聚积在局部形成血肿。血肿可以向多个方向转化:①较小的血肿,被组织内吞噬细胞等吞噬、分解,最终被完全吸收,血肿消失。②较大的血肿不容易被完全吸收,周围血管、成纤维细胞长入,血肿机化,最终形成瘢痕结缔组织。③血肿如果长期存留,容易继发感染,形成脓肿。④少数血肿中心液化,发生囊性变。⑤如果是颈部大血管破裂形成的血肿,破裂口不易闭合,可形成假性动脉瘤或动静脉瘘。

(三)治疗原则

早期止血,止痛,预防感染,消除血肿的压迫症状。后期促进血肿吸收和功能恢复。

挫伤后早期应冷敷,使组织内小血管收缩,减少渗血和组织水肿。如有血肿形成,应加压包扎,可压迫止血和使组织内渗血局限化。较大的血肿,多不能自行吸收,应使血肿尽量缩小:可在无菌条件下用粗针穿刺,将血肿内未凝固的血液(多混有淋巴液、组织液)抽出,使血肿变小,利于血肿的分解、吸收。较小的血肿即使不能全部吸收,机化后形成的瘢痕也较小,对功能的影响也较小。抽吸时,负压不宜太大,否则会使栓塞的小血管栓子脱落,再次出血。如果血肿大,为了避免机化后形成大块瘢痕,影响面部表情肌活动或张口,可手术切开、清除血凝块,消除血肿,关闭深部无效腔;口底血肿或颈部大血肿,容易造成呼吸道受压引起窒息,应手术清除血肿;血肿感染,形成脓肿,也应切开引流。

挫伤后期,渗血停止,则宜改用局部热敷、理疗,可促进血液循环,利于血肿的分解、吸收。中医采用活血化瘀、消肿原则,内服外敷,对挫伤有较好的疗效。

颞颌关节的挫伤,如关节囊内积血,一定要抽除积血,防止血肿机化,继发关节强直。如果仅为关节软组织肿胀、疼痛,无明显积血,可戴入磨牙𬌗垫,或在磨牙区垫 2~3 mm 厚橡皮垫,辅以颅颌弹性绷带,可使髁突下移,达到关节减压、疼痛减轻的目的。张口训练对防止关节囊内血肿继发关节强直有重要作用。应在伤后 10~15 天,即开始进行张口训练,并配合关节区热敷、理疗,促进关节囊内积血的吸收。

三、挫裂伤

挫裂伤多见于较大力量的钝器打击,引起皮肤和皮下深层组织开裂。

(一)临床特点

创口不整齐,创缘常呈锯齿状。深部创面可有发绀色的缺血坏死组织。

(二)治疗原则

充分清洗伤口,彻底止血,修剪创缘。剪去已经坏死的组织,分层缝合时,应避免在深部留下无效腔,皮肤创缘准确对位缝合。如伴发骨折,应同时处理。

四、切割伤

切割伤是指由刀或玻璃等锋锐器械造成的开放性创伤。

(一)临床特点

创缘整齐,一般无组织缺损,创面污染较小。可能伤及深部的血管,引起大量出血,如果面神经切断,则会造成面瘫。

(二)治疗原则

清创后,对位缝合。对切断的血管,应予以结扎止血,切断的神经也力争一期吻合。

五、刺伤

(一)临床特点

软组织被尖锐、细长的物品刺入,形成入口小,伤道窄而深的创口。常常是非贯通伤,部分为贯通伤。伤道常与口腔、上颌窦、鼻腔、眼眶相通,甚至可深达颅底。与窦腔相通者,容易继发感染。玻璃、木片等易碎物品,在伤道深部容易折断并残留在组织内。

(二)治疗原则

彻底清除伤道内的污染物,特别留意探查伤道深处有无异物。如有,应尽量取出,必要时可扩大创口,取出异物。同时,要避免对邻近重要血管、神经的损伤。

由于伤道深部无效腔不易缝合而消除,应常规放置引流条,防止深部积液、积血,继发感染。

创口缝合后容易造成深部的厌氧环境,有利于破伤风杆菌的滋生、繁殖,应常规预防性给予 1 500 IU 的破伤风抗毒素或破伤风免疫球蛋白。

小儿常将筷子、匙子或其他棒状物含于口内,跌倒后造成腭部穿通伤,多见于硬腭后缘的软腭穿通,一般无组织缺损。可在基础麻醉下用粗针、粗线,行软腭全层贯穿缝合,2～4 针即可。

六、螫伤

颌面部处于暴露部位,容易被蜂类、蝎子等昆虫的毒刺刺伤,毒剂携带的毒素使局部红肿明显,疼痛剧烈。

处理方法是取出毒刺,中和毒素,消肿止痛。中和毒素常用 5％～10％氨水涂抹患处。用 5％～10％普鲁卡因做螫伤周围环封,有良好的消肿止痛效果。

七、咬伤

咬伤可见于野生动物(如熊、狼)和家庭宠物(如狗)咬伤,偶也可见于人咬伤。

常造成颌面部大块组织的撕脱和组织缺损,特别是突起部位,如鼻、耳、唇部的缺损。此类伤的创面污染重,容易感染。

处理时,应彻底清创。组织缺损不严重者,应尽量拉拢缝合,缝合时针距宜宽,有利于创口分泌物引流,必要时可置放橡皮引流条。组织缺损较大,创面暴露,污染较轻者,可立即游离植皮,覆盖创面;暴露的骨创面或污染重的软组织创面,先用抗生素生理盐水湿敷,控制感染,待新鲜肉芽组织生长后,再植皮。

鼻、唇、外耳等缺损,若无法即刻修复,一般行二期整复。

狗咬伤:应预防性注射狂犬疫苗。

八、撕脱伤

撕脱伤多见于工伤中长发辫卷入机器,或在车祸中车轮旋转或拖拉,使大块头皮撕脱,严重者连同额部、眉毛、耳朵及部分面颊部组织一并撕脱或撕裂。

撕脱伤伤情重、出血多、创面广,常伴骨面裸露甚至骨折。容易发生创伤性休克和继发感染。

撕脱伤应尽早清创,防治休克。如果撕脱组织有蒂时,应立即复位、缝合;如果有可供吻合的大血管,完全撕脱的组织也可复位缝合;如果撕脱组织中主要血管挫伤严重,不能吻合,或估计吻合后容易出现栓塞者,在伤后 6 小时内,将撕脱皮肤保留,修剪成全厚或中厚皮片后再植。如伤口超过 6 小时,撕脱皮肤不能再植,应在控制感染的基础上,尽早植皮,覆盖创面。

九、热灼伤

颌面部处于暴露状态,容易遭受火焰等烧伤,面部也容易被沸水、高热油等烫伤,偶可见放射线、电流引起的灼伤。

(一)烧伤深度的估计——三度四分法

三度四分法是临床上普遍采用的方法,主要依据组织学层次进行深度划分。

(1)Ⅰ度烧伤只伤及表皮中、浅层,主要累及颗粒层及其浅层,有时可伤及棘层,但生发层完好,上皮再生能力强。

Ⅰ度烧伤,又称红斑性烧伤,烧伤处皮肤发红、肿胀,但无水疱。局部干燥,有明显的烧灼痛。

通常3～7天后,皮肤的红肿逐渐消退,转为淡褐色。表皮皱缩、脱落,露出红润光滑的上皮面,有时可有浅淡的色素沉着,但在短期内可恢复正常肤色。皮肤去屑后不会留下任何瘢痕。

(2)Ⅱ度烧伤伤及真皮。

浅Ⅱ度烧伤仅伤及真皮乳头层。由于生发层大部受累,上皮的再生有赖于残存的生发层及皮肤附件,如毛囊、汗腺管上皮。上皮再生稍慢,但多能在1～2周痊愈,不留瘢痕。

浅Ⅱ度烧伤后,很快在患处形成大小不等的水疱,水疱饱满、突起,内含淡黄色清亮液。创面水肿,疼痛剧烈。

若无感染,1～2周左右自愈,不留瘢痕,但常有较深的色素沉着,以后逐渐消退。

深Ⅱ度烧伤伤及真皮深层的乳头层全层,仅残留部分真皮和皮肤附件。真皮深层的网状层内残存的毛囊、汗腺、皮脂腺上皮增殖或形成上皮小岛,可再生上皮,不需植皮,创面可自行愈合。但在愈合过程中有部分肉芽组织形成,痊愈后多留有不同程度的瘢痕,但基本保存了皮肤功能。

深Ⅱ度烧伤时,患处肿胀最为明显。因坏死的表层组织较厚,不易形成水疱。形成的水疱也较小,较扁平,表皮较白或棕黄。将坏死表皮去除后,创面微湿红,或白中透红、红白相间。表皮渗液较少,干燥后可见蜘蛛网状血管栓塞。

若无感染,3～4周后可自愈。如继发感染,将导致残存的皮肤附件和上皮破坏,创面不能自愈,必须植皮,覆盖创面。

(3)Ⅲ度烧伤伤及皮肤全层,真皮和皮肤附件全部毁损,而且可能伤及皮下脂肪、肌肉甚至骨面。皮肤全层及伤及的深部组织坏死、脱水形成焦痂,逐渐与正常组织分离后脱落。裸露的创面已无再生的上皮来源,仅在创面边缘有上皮。如果创面大,仅靠边缘的上皮生长、爬行,覆盖创面,十分缓慢,必须植皮方能愈合。如果创面不消除,大量肉芽组织生长,皮肤由瘢痕取代,将造成面部畸形和功能障碍。

Ⅲ度烧伤,又称焦痂性烧伤。患处皮肤坏死呈灰白色、棕黄色,并逐渐脱水炭化。伤处感觉迟钝,疼痛消失。

(二)口腔颌面部热灼伤的特点

(1)口腔颌面部组织疏松,血运丰富,创面肿胀明显,渗出液多。一般在24小时内水肿逐渐加重,48小时达高峰。深度烧伤时,肿胀向深部扩张,可压迫呼吸道引起上呼吸道梗阻;小儿深度烧伤后早期即可引起脑水肿。一些严重烧伤病员,在伤后2～3天内为水肿高峰期,此时应高度警惕脑水肿造成的脑疝,病员常因中枢性呼吸、循环功能衰竭而死亡。

(2)颜面部烧伤时,常伴热空气吸入,造成呼吸道热灼伤。呼吸道黏膜水肿,呼吸道变窄黏膜上皮大量分泌液体,纤毛运动障碍,咳嗽反射减弱或消失,造成分泌物堵塞下呼吸道。如有呼吸困难,应紧急行气管切开术。

(3)颜面部神经丰富,伤后疼痛剧烈,应给予镇痛、镇静药物。

(4)颜面部高低不一,热力作用的强度不一,烧伤的深度常不相同。一般来说,面部较突出的部位受伤较重,如鼻、唇、颧部、外耳等。具体的深度判断应根据临床表现予以鉴别。

(5)颜面部血运丰富,抗感染力强,修复能力强。创面痂壳剥脱分离早,愈合快,即使是深Ⅱ度烧伤,也可获得痂下愈合。

(6)另一方面,由于毛发及五官分泌物的存在,容易污染,感染机会较大,应加强护理,及时清除分泌物,进食时避免食物污染创口,保持创面清洁,减少污染。

(7)深度的颜面部烧伤后,患处遗留的瘢痕挛缩会造成明显的面部畸形及功能障碍。如小口畸形、唇外翻、睑外翻、张口受限、假性关节强直、颏颈粘连等。因此,面部烧伤不仅要求创面修复,还要最大限度地防止容貌毁损及功能障碍。

(三)烧伤创面的处理

常用的方法主要有早期清创术、暴露疗法、包扎疗法、切痂疗法和植皮术。对治疗方法的选择,应遵循以下几条原则:①能够保护创面,对创面无损伤。②形成一个促进创面愈合的局部环境。③减轻疼痛。④减少细菌污染,防止创面感染。⑤尽早去除创面已失活的组织。

(1)清创术:主要清除创面的污染物、异物和失活组织。

现多主张简单清创,因为彻底清创不可能使创面无菌,反而有可能加重局部创伤,甚至促进休克的发生发展。

清创前应先剪去创面周围毛发。用肥皂水或有机溶剂清洗创面周围健康皮肤,再用1‰新洁尔灭或0.5‰氯己定反复冲洗创面,冲不掉的污染物可用棉球轻轻擦拭,最后再用生理盐水冲洗创面。

创面的小水疱无需处理,大水疱可用消毒针刺破,行低位引流,保留疱皮。如果水疱已感染化脓,则应去除疱皮。

深度烧伤坏死的皮肤,在早期与深部相连,应在2周左右再行切痂术。

(2)暴露疗法:将创面直接暴露在空气中,让创面干燥,造成一个不利于细菌生长繁殖的环境。该法可以预防和控制感染,抑制焦痂液化和糜烂。

将伤员置于清洁、空气流通、室温30℃左右的环境内。创面完全暴露,保证创面的清洁、干燥和无感染。应及时清理创面渗液和分泌物。为促进创面干燥可用烤灯照射。创面可涂擦磺胺嘧啶银或吡咯烷酮碘等不易被创面吸收、抗菌效果好、毒性小的药物。中医学中的虎杖液、紫草油、猪油等具有良好的镇痛、消肿、收敛、干燥创面的作用,可一日涂布数次。

行暴露疗法时,应做好创面与周围环境的消毒、隔离工作。及时更换无菌铺单,避免交叉感染。

暴露疗法适用于颜面部不易包扎固定部位的各类烧伤,但不适用于不合作的婴幼儿及昏迷病员。

(3)包扎疗法:是用敷料对创面进行包扎、封闭、固定的一种方法。它可以保护创面,减少外界对创面的刺激,减少外界细菌对创面的污染和侵袭。包扎、封闭、固定给创面提供了细胞生长的良好环境,有利于创面愈合。

常用于:①烧伤病员的转送。②婴幼儿及不合作的烧伤患者。③较严重的深度烧伤。

但包扎疗法不适于严重污染的创面,因为封闭的内环境有利于细菌滋生繁殖。

包扎方法:内层敷料可用少油的、网眼适当的凡士林纱布,也可以用抗生素盐水纱布或干纱布。外层敷料要有足够的厚度,应>1 cm,以保证敷料不被渗出液浸透。宽度要超过外缘至少5 cm。包扎压力要适中,应露出嘴、眼、鼻。

如果外层敷料干燥,创面无感染征象时,可2～5天交换敷料1次。如敷料已浸透后,则应及时更换,如果患者自诉创面跳痛,敷料有臭味,体温升高,白细胞计数升高,提示创面有感染,应及时更换敷料或换用其他疗法。

(4)焦痂切除术:就是采用手术的方法切除焦痂。它与植皮术联合应用可缩短疗程,减轻感染,加快创面愈合。Ⅲ度烧伤后,皮肤坏死、脱水形成焦痂,小片的焦痂可自行剥脱,但大片的焦痂剥脱很慢,痂下积聚的分泌物不易清除,容易继发感染,出现痂下积脓,则常需手术切除焦痂。切痂术是大面积深度烧伤救治成功的关键。Ⅲ度烧伤的创面,多数不主张早期切痂,因早期深度不易分辨,切痂平面不够清楚,容易造成切除过多,增加组织缺损。加之面部血液循环丰富,出血较多,宜在伤后 2 周左右行切除术。近年也有人主张早期切痂后植皮,认为这样可减少瘢痕形成和功能障碍。一旦焦痂开始分离,应迅速切痂或剥痂,然后植皮,消灭创面。

(5)植皮术:深度烧伤创面,且无上皮细胞覆盖时,需要靠纤维结缔组织增生修复创面,伤后的瘢痕挛缩将导致严重的面部畸形和功能障碍。游离植皮,可从远处提供上皮细胞,加速创面的上皮覆盖,促进创面愈合。而且,暴露的创面植皮后,渗出减少,感染也减少,游离植皮术在烧伤治疗中广泛应用于创面的关闭治疗。

颜面部Ⅲ度烧伤创面的植皮,多采用中厚皮片游离移植,这样可获得较高的存活率,皮肤又能有较好的质地、颜色和功能。

颜面部烧伤伤员,应尽快脱离致伤现场,迅速扑灭身上的火焰;迅速把烧伤部位浸入 20 ℃左右的水中可减轻热灼伤的损害,并做简单包扎后送医院。

在医院内行简单的清创术后,根据伤情确定进一步治疗方案。创面多采用暴露疗法,并配合镇静、止痛、抗休克、抗感染治疗。

对烧伤病员感染的预防和控制非常重要。如果继发感染,即使是浅Ⅱ度烧伤甚至Ⅰ度烧伤,都可能留下瘢痕或明显的色素沉着,影响面部的外形和功能。

颜面部遗留的烧伤瘢痕,一般应在伤后 6～12 个月,待瘢痕软化,改建停止后,再进行整复手术。但如果是眼睑外翻者,因角膜长时间暴露易引起暴露性角膜炎,角膜会逐渐浑浊,甚至失明。则应及早松解瘢痕,保证眼睑闭合。严重的小口畸形影响进食或张口者,也可早期行口裂开大术。

十、化学性灼伤

颜面部处于突出暴露部位,日常纠纷中的毁容事件,屡屡发生,常用酸、碱等高度腐蚀性化学物质,造成颜容毁损和严重口腔、咽部、食物的灼伤。化学工厂的工伤事故也容易造成头颈颜面等暴露部位损伤,高浓度的化学气体经呼吸道吸入会造成口腔黏膜和呼吸道黏膜的灼伤。战争中的化学武器,如芥子气、磷弹等也引起化学性灼伤。

(一)化学性灼伤的致伤机制

按化学物质对组织作用的性质可分为两类:组织凝固性物质和组织溶解性

物质。

（1）组织凝固性物质主要有酸类，如硫酸、盐酸、硝酸、碳酸、草酸等和重金属盐，如硝酸银、氯化锌等。上述物质使组织蛋白凝固，组织脱水，创面迅速形成一层界限清楚的痂壳。凝固的蛋白限制了致伤物质向深部的侵蚀，因此酸灼伤的深度较碱灼伤浅。

（2）组织溶解性物质主要有氢氧化钠和氢氧化钾等。碱类与组织蛋白结合，形成可溶性碱性蛋白化合物，与脂肪组织发生皂化反应，使细胞脱水坏死，形成不断向深部侵蚀的持续性损害，并在溶解组织的过程中产热，加重损伤。

化学毒性物质除了引起接触部位局部的损害，还可经损伤部位吸收，引起全身中毒反应和内脏器官（特别是具有解毒、排毒功能的肝脏、肾脏）的损害。化学灼伤患者的病死率明显高于一般烧伤患者，化学物质的全身毒性反应和内脏器官受损，是其中最重要的原因。尽早使用解毒剂和利尿剂，可减少中毒性肝炎、急性肝坏死、急性肾衰竭的发生。大剂量给予葡萄糖、维生素 C，可减轻中毒反应。伤后尽早切除焦痂，有利于化学物质的清除、减轻中毒反应。

（二）化学性灼伤的临床表现

不同的化学物质、引起的临床表现和全身中毒症状不尽相同，其表现及程度与化学物质的种类、浓度、剂量、接触时间、损伤部位等因素有关。

硫酸灼伤创面为黑色或棕黑色；浓盐酸灼伤创面为棕黄色，灼伤口腔黏膜则多呈浅绿色；硝酸灼伤创面多呈棕黄色或褐色。灼伤深度越深，痂色越深。

强碱灼伤创面多呈粘滑或肥皂样焦痂，基底潮红，较深，一般均在深Ⅱ度以上，疼痛剧烈。焦痂脱落后，创面深陷，边缘潜行，创面经久不愈。

（三）化学性灼伤的急救

急救原则是尽快脱离致伤物质，立即大量流水冲洗。迅速查明致伤物质的性质，采取相应的措施，积极预防和治疗全身中毒等并发症。

不管是哪类化学物质引起的灼伤，均需在受伤现场使伤员脱离致伤物质，如果头发内和衣服上浸泡了液体，应迅速剪去头发，脱掉衣服，并立即用流动冷水冲洗患处，至少清洗 30 分钟，碱性烧伤冲洗时间应更长，有人建议 24 小时冲洗，口腔黏膜冲洗后可用 1% 普鲁卡因含漱。伤后的早期冲洗对减轻组织损伤非常关键，故应予以充分冲洗。

颜面部化学灼伤后，应常规检查有无眼部灼伤，并应优先冲洗，并在表面麻醉下仔细检查角膜和结膜表面，彻底清除残留物质。

治疗时应查明致伤物质,可根据皮肤或衣服上的残留物予以分辨。仔细询问家属,核对盛装致伤物的容器,对致伤物性质的判明十分有益。另外,可结合创面局部的表现加以诊断。

确定致伤种类后,可选用相应的中和剂。

酸性灼伤时,用1%~2%碳酸氢钠溶液冲洗,或用肥皂水冲洗,中和创面的酸后,再用水冲洗;吞食强酸者,用0.5%~1%的碳酸氢钠溶液冲洗口腔,但切忌吞入,忌用碳酸氢钠溶液洗胃或用催吐剂,以免造成胃穿孔,可口服蛋清、牛奶、豆浆、氢氧化铝、凝胶等,保护食管和胃肠黏膜。

碳酸烧伤时,其腐蚀、穿透力较强,对组织有浸润性破坏。吸收后主要对肾脏产生损害。故抢救时先用大量流动冷水冲洗1小时以上,再用70%乙醇冲洗,或伤后直接用水或用乙醇冲洗。伤后早期切痂,可减少局部吸收,减轻全身中毒和肾脏损害。

草酸灼伤后常形成粉白色顽固性溃疡。草酸吸收后与钙结合成草酸钙,使血钙含量下降。局部大量冷水冲洗后,应局部或全身使用钙剂。

碱性灼伤时,可用食醋或2%~5%醋酸,柠檬酸冲洗,中和碱液。吞服强碱者,口腔黏膜灼伤可用较低浓度(0.5%~1%)的弱酸(醋酸、柠檬酸等)冲洗,禁止洗胃和催吐,以防胃、食管穿孔。

生石灰烧伤时,用水冲洗前,应将石灰粉基本擦净,以免生石灰遇水后产热加重损伤。

磷灼伤,常见于化工厂或战争中磷弹灼伤。一方面是由于附着颜面部的磷遇空气或受震动即可自燃;另一方面,磷燃烧生成的五氧化二磷可使组织脱水,而且后者遇水后生成磷酸并产热,使创伤加深。磷和磷化物还可经局部创面,迅速被身体吸收,灼伤数分钟后即可进入血液和肝、肾等内脏器官,引起急性肝、肾功能衰竭。磷也容易蒸发,经吸入引起呼吸道灼伤。磷灼伤是热烧伤和化学灼伤的复合损伤,并伴广泛的全身器官的损害。

磷烧伤者,除立即用水冲洗外,应迅速清除磷颗粒。残存的磷颗粒遇空气易复燃,应避免与空气接触。未来得及清除的创面部分,不要暴露在空气中,可用数层湿布覆盖,并用湿布遮掩口、鼻腔,减少磷蒸气吸入而造成的呼吸道灼伤。

清创时,用1%硫酸铜清洗,可产生磷化铜,呈黑色,便于清除干净。清除完毕后,再用清水冲洗,然后用2%~5%的碳酸氢钠溶液湿敷,中和磷酸。4~6小时后,包扎创面。严禁用油脂类敷料包扎。因为磷在油脂内溶解后可加速其吸收。一般不采用暴露疗法,以防残存磷遇空气自燃。

全身中毒的预防在于局部的尽早尽快和彻底的清创,早期切痂,减少化学毒物的吸收。

无机磷中毒的抢救,目前尚无较有效的办法,主要是对症治疗:应用大量葡萄糖和各种维生素,以及高热量、高蛋白饮食保护肝脏;及早利尿、碱化尿液,禁用损害肾脏的药物。

十一、冻伤

机体组织的冰点一般为-2.5~-2.2 ℃,依组织的种类和部位有所差异,皮肤开始冻结的温度约为-5 ℃。一般来说,当局部组织的温度降到冰点以下时,即可发生冻伤。冻伤常发生于身体暴露部位,特别是肢端或循环较差的部位,手、脚趾最多见,颜面部、鼻尖、外耳次之。

(一)冻伤的病理过程

(1)生理调节阶段:局部低温,使血管收缩,血流减少,散热减少。短期收缩后,继发血管扩张,血流增加,以保障局部组织的血供。血管收缩与扩张,交替发生,每一周期为5~10分钟。如果持续局部低温,则局部血管持续收缩、痉挛,组织缺血,温度明显降低,引起冻结性冷伤。

(2)组织冷冻阶段:首先是细胞外液的水分结成冰晶体,并以此为晶核,逐渐增大,导致细胞外液电解质浓缩,细胞外高渗压使组织细胞脱水,细胞代谢紊乱,细胞膜破裂,细胞变性、坏死。血管内皮细胞和血管壁的破坏,血栓形成。微循环障碍,从而加剧了局部缺血和组织坏死。

(3)复温融化阶段:即使在局部温度回升后,继发的微血管栓塞还会加重局部的微循环障碍,反而加速和加重了冻伤。有人认为,在一定条件下,冻伤组织的40%是组织冻结造成的原慢性损伤,60%是微循环障碍造成的继发性损伤。

(二)冻伤的分级

冻伤深度的划分基本同热灼伤。一般分4类。

Ⅰ度冻伤仅伤及表皮。皮肤发红、肿胀,皮温升高。局部有麻木感,复温后瘙痒、灼痛、无水疱。一般不做特殊处理,5~7天后自愈。

Ⅱ度冻伤伤及真皮层。皮肤红或暗红,压之变白,继之血管迅速充盈,局部肿胀,疼痛明显。复温后12~24小时出现大小不等的浆液性水疱。5~7天后水疱逐渐吸收、结痂,2~3周后痊愈,可遗留浅瘢痕。

Ⅲ度冻伤伤及皮下组织。皮肤青紫,明显肿胀,疼痛剧烈,数日后局部组织发黑坏死,缓慢脱落后,遗留明显瘢痕。

Ⅳ度冻伤伤及肌肉甚至骨骼。同Ⅲ度,但程度更重,多伴严重的全身症状。

耳、鼻冻伤时,其软骨对冷的抵抗力弱。在外部皮肤只有很小的损害时,就可能引起内部的软骨坏死,发生慢性软骨膜炎,软骨变形、收缩,导致耳、鼻畸形。

(三)冷冻的治疗

(1)迅速脱离寒冷环境,实施保温措施,防止继续受冻。

(2)尽早快速复温,用40 ℃温水打湿毛巾,局部热敷,持续20～30分钟。水温不宜超过43 ℃,严禁火烤、雪搓、冷水浸泡或捶打受冻部位。

(3)改善局部微循环,静脉滴注低分子右旋糖酐500～1 000 mL,持续7～10天。还可配合血管扩张剂,如罂粟碱30 ng,肌内注射,每6小时1次。

(4)局部保暖、涂布冻伤膏,Ⅰ～Ⅱ度冻伤,只做局部清洁和保暖。局部涂布冻伤膏,厚度至少1 mm,可起保暖作用。Ⅲ度冻伤时,应在坏死组织分界明显时剥痂,然后尽量在肉芽创面上植皮,缩短愈合时间。

Ⅱ度以上的冻伤,应常规预防性肌内注射破伤风抗毒素。

十二、火器伤

火器伤主要包括枪弹伤和爆炸伤。其伤情,视致伤武器、投射距离和速度、弹道部位等不同有所差别。

(一)特点

(1)多为二次性损伤。枪弹射入颌面部时,除少数全程穿过软组织外,大部分弹头均易受颌骨和其他面骨以及牙齿的阻挡,随即发生爆炸。炸裂的骨片、牙碎片向四周散射,引起邻近大片组织损伤。

(2)常累及颌面部多个器官,呈多区域的广泛性损伤。单纯的软组织损伤少见,常伴牙、骨组织损伤。

(3)多为贯通伤,可从颈部穿入口腔,或从一侧穿至对侧面部,从口腔穿通颅脑等。由于二次损伤,伤道常常是入口小,出口大。

(4)组织内的弹道不一定是直线弹头,遇到质地不一的骨质或窦腔,常改变弹道方向。在异物定位和探查时,应注意这种情况。

(5)伤道及周围组织内异物多,弹片及爆炸造成的碎骨片、牙片常嵌入邻近组织中。

(6)火器伤创面污染严重,炸药、泥土的污染,牙碎片的污染,弹片穿过窦腔带入的污染等,均易加重创面污染。

(7)创口不规则、不整齐,常伴组织缺损,弹头爆炸和雷管等爆炸,使创口呈放射状撕裂伤,对位缝合较困难。

(二)治疗

(1)火器伤的伤情均较严重,首先应维持全身情况的稳定,保持呼吸道通畅,止血,抗休克。如果是口底、颈部的广泛损伤,容易出现上呼吸道梗阻,必要时行气管切开术。

(2)细致、彻底清创是关键。彻底冲洗创面,减少局部污染;仔细探查,尽量除尽异物;创缘修整比一般创口要彻底;力争关闭与口腔的通道;暴露的骨面须用周围组织覆盖或碘仿纱布覆盖;软组织缝合不宜过紧过密,应常规放置引流条。

(3)加大抗感染力度。大剂量全身用抗生素。常规注射破伤风抗毒素。

第三节　下颌骨骨折

下颌骨面积较大,位置突出,易受创伤。下颌骨骨折的发生率高于面中 1/3 骨折的发生率。

一、应用解剖

下颌骨呈 U 形,力量打击于一侧,除受力部位发生直接骨折外,对侧的薄弱处可发生间接骨折。如致伤力加于右侧颏孔区,除可发生该处骨折外,左侧下颌角或髁突颈部,还可发生间接骨折;又如,致伤力加于正中部,除正中骨折外,还可发生双侧(或单侧)髁突颈骨折。

下颌骨有数处薄弱区,为骨折的易发部位。如切牙凹,使正中旁区成为一薄弱部位;颏孔,使下颌体的该部易发生折断;下颌角及下颌髁突颈部,亦为易发骨折的部位。

未萌出的牙及埋伏(或阻生)牙,亦使下颌骨产生弱点,特别是下颌阻生第三磨牙,使下颌角易折断。

下颌骨骨折的发生,除上述解剖上的薄弱环节之外,致伤力的方向及速度也有影响。如低速的致伤力加于体部,可发生该部的直接骨折,骨折片移位不大或无移位,此外,可引起对侧髁突颈部骨折;如高速的致伤力加于体部,则该部可发生粉碎性骨折并有骨折片移位,但多不产生对侧的骨折。

下颌骨骨折后,骨折片的移位情况,在很大程度上取决于肌肉的牵引和骨折线的方向,肌肉的牵引方向(图 6-1)。

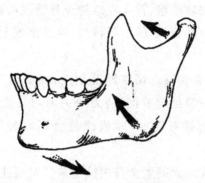

图 6-1　各组肌肉牵引下颌骨的方向

上为翼外肌,中为咬肌及翼内肌,下为二腹肌等。

前组肌肉由二腹肌、颏舌肌、颏舌骨肌及下颌舌骨肌组成,牵引下颌向下(开口),可使前部骨折片向后下移位;此外,下颌舌骨肌可牵拉下颌体骨折片向内、向下及向后。

后组肌肉有咬肌、颞肌、翼内肌及翼外肌。咬肌及翼内肌强而有力,牵下颌向上向前;后者亦拉升支向内。颞肌的前组纤维拉下颌向上,后组肌纤维则拉下颌后退。翼外肌牵拉下颌向前;如髁突骨折,则拉髁突向内向前。

骨折线可分为有利型及不利型 2 种。

二、分类

根据骨折发生的部位,下颌骨骨折可分类如下:①正中(及正中旁)骨折;②体部骨折;③角部骨折;④升支骨折;⑤髁突骨折;⑥喙突骨折;⑦牙槽突骨折。

按骨折线的情况及其对骨折片移位的影响,下颌骨骨折可分为无或有水平向移位的骨折、无或有垂直向移位的骨折(图 6-2)。

也有人根据骨折片上有无可利用的牙齿将下颌骨骨折分为:①骨折线两侧的骨折片上均有牙存在。②仅一侧有牙存在。③两骨折片无牙存在。

此种分类对设计治疗有用,故对牙齿的情况必须详加检查及记录,评价其在夹板固定时或复位时的利用价值。

当然,颌骨骨折也可按一般骨折分类,分为单纯性骨折、开放性骨折、粉碎性骨折等。

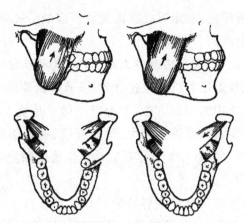

图 6-2　水平向移位和垂直向移位的下颌骨骨折

三、检查及诊断

详细了解受伤时的各种情况对判断骨折类型和移位程度很有帮助。

观察患者的面部及颈部有无挫伤及不对称畸形,可大致了解致伤力的性质及引起的骨折。有水肿及瘀血的部位多为骨折发生的部位。面部的不对称畸形可能为一侧髁突骨折,下颌向该侧移位。后牙有接触而前牙开𬌗可能为双侧髁突骨折;有流涎增加并有臭味,臭味的形成是由于下颌运动障碍、血块堆积,加上细菌作用所产生。下牙槽神经有损伤,则下唇有感觉异常,骨折部位有压痛。有髁突骨折,则耳前部有压痛,如骨折后移位,则在外耳道及耳前部扪诊时髁突活动消失或减弱。

口内检查常能准确诊断骨折部位及移位情况。软组织创伤,包括淤血、黏膜破裂、口底血肿等,均能指示骨折部位。软组织创伤的严重程度常与其下方骨组织损伤的程度相应。

下颌骨骨折的存在及性质的最准确指示,是咬合的情况。即使移位很小,也有骨折片的下沉或上升。大多数患者都能感觉出咬合有无改变。

用双手相对挤压下颌骨弓,骨折部位出现疼痛。用手错动骨折线两侧骨段,可以发现骨折处的异常活动。使两骨折段活动,骨折线处有骨轧音或破碎音存在。但这种试验使患者极为痛苦,故不应进行。

临床诊断应再以 X 线检查证实,骨折片的移位应从三维方向判断。牙冠状面 CT 检查对确诊髁突矢状骨折及其移位很有帮助。

四、治疗原则

现代治疗观点主张解剖复位、稳定固定、微创外科和早期功能恢复。一般情况下,下颌骨骨折皆需固定,固定时必须恢复骨折前的殆关系。骨折前即有错殆者,勿在骨折复位同期纠正骨折前错殆。

复位方法有闭合法,即以手法或弹力牵引(如颌间牵引)复位;有开放法,即以手术暴露骨折后直接复位骨折错位愈合者,可通过截骨进行复位。

颌间固定是最常使用的固定方法,它的突出优点是能有效地恢复骨折前的殆关系。固定期的长短应根据骨折类型、受伤程度、患者年龄等因素决定,一般为4~6周。坚强内固定的好处是可以建立功能性稳定固定,允许早期无痛性功能运动,并避免颌间固定。

下颌正中骨折和下颌角骨折很容易造成骨折片移位,一般需做解剖复位和坚强内固定。下颌多处骨折、粉碎性骨折及有移位的不利型骨折也需要做坚强内固定。在有多数牙缺失者,或牙齿松动不能利用时,亦可用开放复位固定法。

骨折后,如患者情况良好,则治疗时间越早,效果越好。如需待患者情况稳定,能耐受治疗时,则应做暂时性固定。

整个治疗过程中,均应注意保持口腔卫生。

(一)髁突骨折

下颌骨髁突的治疗历来为一有争议的问题。髁突骨折的恢复重在功能性改建。多数骨折通过非手术疗法,即颌间固定,即可得到满意的临床效果。

开放整复主要用于髁突骨折后移位并成为功能活动的障碍时,或牙齿不能利用做颌间固定时,或髁突骨折移位进入颅中窝时,或骨折保守治疗后持续关节疼痛、张口受限时。对于髁颈和髁颈下骨折发生脱位性移位(即骨折块移出关节窝)及双侧髁颈或髁颈下骨折移位造成升支垂直距离变短,出现前牙开殆,也积极主张开放整复和内固定。固定方法主要采用 2.0 mm 小型接骨板或拉力螺钉固定。

关节囊内髁突骨折,即高位髁突骨折,颌间固定应在 10~14 天内拆除,白天进行功能练习,夜间可再加以弹力牵引。拆除颌间固定 2~3 个月后,切牙间的开口度应达 40 mm,下颌的侧方运动应大于 7 mm。

髁突矢状骨折,即骨折线斜行贯穿于关节囊内和关节囊外,髁头内 1/3 通常劈裂,被翼外肌拉向内侧,关节盘也随之移位。这种骨折容易引起张口困难,少数可能继发关节强直。骨折早期宜采用保守治疗,如持续数月不能张口,应考虑手术摘除移位的骨折片,并行关节盘复位。

儿童髁突改建能力很强,骨折早期几乎不存在手术指征。保守治疗也采用颌间固定,固定时间宜在 5~8 天。如加强功能练习,愈合快。否则,可能影响生长发育及功能。

(二)升支及喙突骨折

下颌骨升支部的骨折少见。由于两侧有强有力的肌肉附着,骨折后通常也没有移位。由侧方而来的强力直接打击,偶尔可引起粉碎性骨折,但也多不发生移位。故此类骨折通常皆以颌间固定使下颌制动而待骨折愈合,不需采用手术治疗。偶亦发生低位的髁突颈下方的骨折,此时,后骨折片的移位使升支的垂直高度无法保持,需采用开放复位固定。做下颌角下切口常可满意地暴露骨折,复位后用接骨板和螺钉做坚强内固定。

(三)下颌角骨折

下颌角骨折常见,并多与阻生第三磨牙有关。此部骨折多需做开放整复及内固定。

根据下颌角部位的应力分布,固定一般沿外斜线进行,做张力带固定。手术由口内入路,在拔除水平阻生齿时切口,并适当向两头延长。暴露骨折线,做解剖复位。如果骨折线上的牙齿影响复位,可以在复位同期拔除阻生牙。骨折固定通常选用小型接骨板沿外斜线固定,骨折线两侧至少各固定两颗螺钉。

有学者对一组下颌角骨折张力带固定和另一组下颌下缘固定作了临床对照观察,发现单纯沿外斜线作张力带固定时,在骨折线的下颌下缘区常常有明显的骨痂形成,而且愈合较下颌下缘固定组慢,说明张力带固定稳定性不足,下缘区存在微动。另外,张力带固定组较下缘固定组感染率高,可能与口内入路和复位同期拔牙有关。

小型接骨板张力带固定主要适用于单发于下颌角轻度移位和有利型骨折,对于多发的,严重移位的和不利型骨折必须在下颌下缘补偿固定。术后应要求患者用健侧咀嚼,以增加张力带动力稳定效果。

(四)下颌体部骨折

下颌体部骨折常因有牙存在而使骨折与口腔相通,成为开放性骨折。下颌体部骨折可以采用闭合复位后颌间固定法治疗。如骨折线使骨折片利于移位,则可在骨折线两侧分别做带挂钩的分段夹板,以弹力牵引移位的骨折片复位,然后固定。

下颌体骨折也可直接采用坚强内固定,这样可以避免颌间固定,有利于早期功能和骨折恢复。

(五)下颌正中部骨折

单纯的正中部骨折多用闭合复位颌间固定法治疗。但施加于下颌正中部的肌肉力量颇大,带挂钩的弓杠有时对抗力量不足,特别在同时有髁突骨折时,要求早期活动,所以最好是采用接骨板坚强内固定。具体方法可以选用动力加压固定,也可以选用小型接骨板平衡固定,对此应视骨折线和骨折断面形状而定。但后者有时显得稳定性不够,常常要求辅助固定。

(六)复杂的下颌骨折

如为多发性骨折,则处理较复杂。一般需行开放复位,做内固定,使骨段有足够的稳定性。

应特别注意,复杂骨折是下颌正中骨折伴双侧髁突骨折。最好做正中部开放复位和坚强内固定。处理此类骨折时,应注意有无呼吸道阻塞问题,因下颌的前部及后部支持皆失去,软组织可后陷而阻塞下咽部。正中骨折复位固定可解决此问题。

对无牙颌双侧下颌体骨折亦应注意,因亦可引致呼吸道阻塞。多需做双侧开放整复并做内固定。

(七)儿童下颌骨骨折

儿童下颌骨骨折的处理原则与成人基本相同。由于无厚的皮质骨,儿童的下颌骨骨折多为不完全骨折或青枝骨折,处理时最好用闭合法。由于处于乳牙和恒牙交替时期,处理时要获得一稳定的𬌗关系是困难的,但在多数病例中,可以使用牙弓夹板。9～12岁期间,缺失牙或松动牙较多,可能需采用下颌骨环绕结扎固定法。牙弓夹板及颌间固定能解决多数病例的处理问题。固定时间宜短,一般不超过2周。儿童的髁突骨折产生关节强直者较多,故应早期拆除固定,早期进行功能训练。

(八)术后护理

下颌骨骨折的术后注意事项:对呼吸道阻塞的预防、对分泌物的处理、良好的营养、各种支持性方法的应用。初期,对进行了颌间固定的患者,必须注意呼吸道问题。外伤后的6小时以内,应认为患者的胃中是充满食物的,故最好置一经鼻的胃管。在术前置入,一直维持至术后,以预防呕吐时发生误吸。如因麻醉需要而有气管内插管,应在患者完全清醒后拔除。床旁应准备保持呼吸道通畅的器械,如吸引器、鼻咽通气管、环甲膜切开术需用的器械等。紧急时,做环甲膜切开比做紧急气管切开更好。前者简单易行,所需器械不多,并发症亦较后者少。

床旁吸引器非常重要。因外伤时或手术时,不可避免出血及将血液咽下,故有引起恶心和呕吐的可能,吸去吐出之胃内容物可预防误吸入肺的危险。

当然,床旁亦需置剪刀,以备必要时剪断颌间的牵引或固定。

由于颌间固定,进食困难,故如何维持营养,以利于骨折愈合,也很重要,不可忽视。

应注意保持口腔卫生,注意刷牙和常漱口。

应尽早开始抗生素的应用,最好在急诊阶段即开始,维持至术后 4～5 天,必要时再继续。常用的有效药物以广谱抗生素为主。

(九)并发症

(1)感染:感染是下颌骨折中最常见的并发症。引起的原因很多,包括伤口污染、骨或软组织的坏死、由死髓牙(骨折线上的)而来的感染等。创伤处理迟延也是原因之一。及时而正确地处理创伤及尽早开始应用抗生素可有效地预防感染。如因患者的情况不允许而必须推迟处理创伤时,应冲洗局部创口,做必要的清创,暂时的骨折固定及保持口腔卫生。手术时,去除明显的坏死组织。如在创伤治疗后发生了感染,应按感染常规处理,即做脓液的细菌培养及敏感试验,按其结果给予抗生素,有脓肿时切开引流,去除坏死的软组织及骨组织等。

(2)骨折不愈合:除了有相当大量骨缺损的枪击伤或严重车祸外,下颌骨折不愈合的发生,多由治疗不当所致。其发生率在国内无报告,国外的报道占下颌骨骨折的 2%～4%,在无牙颌骨折中,发生率高达 50%。

引起的原因:①固定不充分;②复位不准确;③感染;④抗生素使用过晚或不当,或未使用;⑤治疗技术不适当。除此之外,局部因素如慢性感染的存在、血液供应不良等,全身因素如贫血、维生素 C 及 D 缺乏、因使用激素引起的代谢改变、糖尿病、梅毒、结核等,还有先天性或后天性疾病如骨形成不良、石骨症、肿瘤等,也起一定作用。

在诊断上,必须与愈合迟延鉴别。愈合迟延时,在骨断端之间有不同程度的铰链运动,而在不愈合时,骨断端可毫无困难地向各个方向活动。当然还应考虑治疗时间及解除固定后的时间长短。X线检查,在愈合迟延病例中,可见骨断端有不规则的吸收,骨断端之间为内有钙化斑点的透射区,在不愈合病例中,骨断端呈圆形并可见薄层皮质骨影像,断端之间为 X 线透射区。

治疗原则:如有感染,应做细菌培养及药物敏感试验。厌氧菌感染时,甲硝唑有相当好的疗效。牙根在骨折线上的牙齿应拔除。在去除硬化骨质后牙根可能暴露的牙也应拔除,伤口应缝合。异物、结扎丝或金属夹板常需取出。最少在1个月后,从口外切口进入,去除骨断端间的一切纤维化组织,去除骨断端的硬化骨质,直至有出血处为止。如骨缺损不多,且在下颌角处,可使两断端直接接触。更理想的是将骨纵行劈开,连同附着肌肉滑动,与前骨断端相接,正中部的骨不愈合更适用此法,或可用自体骨松质移植。缺损较大者,应以骨松质移植,或植骨。

近年来,有不少报道用电流刺激促进骨愈合,效果良好。但应强调,严格操作,避免失误,预防产生骨不愈合,是更为重要的。

(3)骨折错位愈合:下颌骨骨折后如发生错位愈合,其严重后果为咬合错乱及因咬合错乱而引起的一系列问题。

不完全的复位固定:骨折必须准确复位,准确复位的标准是恢复骨折前的咬合情况。应注意,是恢复骨折前的咬合,如骨折前已有错𬌗,不可试图在治疗骨折时矫正。复位后,骨折处的固定必须充分,以避免因剪力(最常出现的情况)而引起骨折段的移位,发生错位而愈合。

不充分的下颌制动:骨折处复位后,下颌骨必须有充分的制动,而且要维持一定时期。如采用带挂钩的金属牙弓夹板及颌间固定治疗,此夹板应牢固地固定于牙弓上,颌间固定亦应有足够力量。在无牙颌,骨折片的垂直向移位,在有牙颌,骨折片的向舌侧旋转移位,是造成错位愈合的最常见原因,应在治疗过程中细心观察并矫正。在有条件的情况下,最好采用重建接骨板固定。

直接有害因素:最重要的是感染。在整个治疗过程中皆应重视并预防,如早期应用抗生素,保持口腔卫生等。

以上3种因素,可单独作用,也可综合作用而产生不利结果。

预防错位愈合极为重要。在整个治疗过程中都应避免处理上的失误。例如,开始检查时,即应注意骨折片的移位情况,如骨折片的动度、骨折线对移位是有利的或不利的、有无足够数目的坚固牙齿用于固定、口腔卫生状况等,以正确地选择复位固定方法。如骨折片移位用弹力牵引复位,在复位后应加强力量以固定之,或换用钢丝结扎固定。如仍用橡皮圈固定时,需注意观察因弹力关系是否引起牙齿松动或使牙弓上的夹板移位。需要时,应取印模,研究骨折前的咬合情况。在整个疗程中,对复位、固定、下颌制动、咬合情况等必须仔细观察,及时矫正出现的问题。

小的咬合错乱,用调𬌗或小型修复体可以矫正。严重的咬合错乱,可用正畸方法调整,或用外科方法治疗,包括正颌外科方法、矫正骨折不愈合的方法等。

第四节　上颌骨骨折

上颌骨骨折可单独发生,但多数为与相邻组织同时遭受损伤。

一、概述

(一)应用解剖

上颌骨附着于颅底,严重的上颌骨创伤常伴有颅脑损伤或颅底骨折。上颌骨为面中部的主要骨骼,并参与鼻、眶、腭等部的构成。上颌骨与颅底所构成的拱形结构对垂直方向的创伤力量有较强的抗力,但对通常引起上颌骨骨折的水平方向力量,抗力较弱。

儿童的上颌窦小,尚未完全形成。生长发育过程中,上颌骨向其各方生长,上颌窦位置逐渐下降。故儿童期间,上颌骨中空的结构尚未形成,与成人比较,更接近于实体结构,对侧方的打击力量有较强的抗力,这是儿童上颌骨骨折较少发生的原因之一。

上颌骨上附着的肌肉虽多,但弱小无力,且多止于皮肤,对骨折片移位的作用不大。仅翼内、外肌较强,能牵引上颌骨向后向外,但上颌骨这种类型的移位,可能是最初的打击力量加于骨上所致,而不是由肌肉牵引的作用引起。曾有报道认为,腭帆张肌能牵引两侧咽鼓管彼此靠近,引起浆液性中耳炎。

上颌骨的血液主要来自上颌动脉,血运丰富,故创伤后的骨坏死少见,但出血较多。

由于泪沟之一部分为上颌骨,故可伴发鼻泪管系统的损伤。上颌骨骨折累及筛板、额窦、筛窦、蝶窦时,可发生脑脊液漏。

面中 1/3 骨折常由面部遭受钝性打击力量而致。骨折片移位的程度及方向主要受打击力量的程度、方向和受力点的影响。组织的抗力和受力区横断面的情况也起一定作用。上颌骨前壁是较薄弱的部位,如打击力量为前后方向,则上颌骨骨折的移位为向后向下,形成上颌后退及开𬌗。肌肉牵引在这种移位中的作用很小。力量作用点的高低直接影响骨折发生部位的高低。锐物的打击多引起单独的局部骨折。如力量由上方而来,主要承受处为鼻梁部位,由于上颌骨与颅底间的结合,为由上向下及后方,约成 45°角,上颌骨将向下及后方移位,形成与颅底分离的骨折。由下方而来的力量,如经由下颌传导,可引起上颌骨的锥形骨折(LeFortⅡ型骨折)及腭部骨折,同时有下颌骨正中部及髁突骨折。侧方的打击能引起很多种类型的骨折,可发生侧方移位及反𬌗畸形,而颧骨亦常受累。

(二)类型

最常使用的上颌骨骨折分类是 LeFort 分类。1900 年,LeFort 在尸体标本上进行实验,研究上颌骨骨折。从不同方向以重物击于头部。在部分颅骨的后方置一板支持头部,头部其他部位则悬空,无任何支持。LeFort 发现,受打击的区域与骨折的性质有密切关系。由于这些骨折可以在实验中重复制出,LeFort在 1901 年发表了上颌骨折的骨折线,即现在常用的 LeFort 上颌骨骨折的分类(图 6-3,图 6-4)。

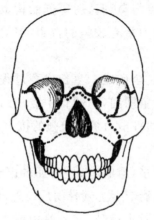

图 6-3 上颌骨 LeFort 骨折线正面观

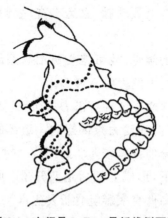

图 6-4 上颌骨 LeFort 骨折线侧面观

LeFortⅠ型骨折的骨折线经过鼻底、上颌骨的下1/3、腭及翼板，为低位水平骨折。

LeFortⅡ型骨折即锥形骨折，骨折线通过额突的较薄处，向侧方延伸，经过泪骨、眶底、颧上颌缝、眶下孔、上颌骨侧壁、翼板，进入翼上颌凹。此型骨折最常见。

LeFortⅢ型骨折即颅面分离，或称高位水平骨折，骨折线通过鼻额缝，横越眶底，经颧额缝及颧弓，使面中1/3部与颅底完全分离。

上颌骨正中或正中旁垂直骨折的发生率大约占上颌骨骨折的15%。它多与LeFortⅡ或Ⅲ型骨折同时发生，并向后通过腭骨。

(三)检查及诊断

经过急救处理后，应着手颌面部的检查。注意有无鼻出血、瘀斑、肿胀、明显的移位或面骨的偏斜，使患者的正常形象改变。上颌骨的向后移位产生面中部扁平外形或面中部后缩，称为"盘状面"。如有向下移位(常见)，则面中部变长，磨牙有早接触而前牙开𬌗。Ⅱ及Ⅲ型骨折时，眶周有肿胀及瘀斑，也可有明显的结膜下出血。由于打击力常为钝性，故广泛的面部撕裂伤较少发生。

必须触诊面部，以检查有无活动性、骨擦音、阶梯状骨畸形及软组织感觉异常。助手固定头部，以拇指及其他手指紧握牙弓以摇动上颌骨，可试出上颌骨是否活动。但如打击力量为向后向上，上颌可向上后"嵌入"，此时，上颌骨无活动性。

由于上颌骨骨折常累及鼻骨及其支持组织，故应由外部及内部仔细检查鼻骨的损伤情况。在Ⅱ型骨折中，鼻骨常有活动性并易被移位。鼻黏膜有无损伤亦应查明。注意有无鼻中隔的偏移或撕裂伤。

检查口内有无黏膜撕裂、黏膜下瘀斑、牙齿情况和上牙槽骨及腭的完整性。腭骨如断裂并分离，则牙槽部亦有撕裂及分离。检查有无磨牙的早接触及前牙开𬌗。如上颌骨有侧方移位，则有反𬌗或腭部骨折。

注意有无脑脊液鼻漏或耳漏。

检查初步结束并建立初步诊断后，应拍摄X线片进一步加以证实。

二、低位上颌骨骨折

上颌骨骨折因致伤力量的大小、方向和承受部位的不同，加上面中部的结构复杂，故骨折的类型也多种多样，典型的LeFort骨折线少见。以下将分别以上颌骨下部骨折及中、上部骨折为题叙述。

上颌骨下部骨折可以是横行的、垂直的或为某一段的，可以是单发的，也可与其他部位的面骨骨折同时发生。此部位骨折的类型大致如下：①水平骨折；

②LeFortⅠ型;③LeFortⅠ型的变异型;④垂直骨折;⑤腭部骨折;⑥段性骨折;
⑦牙槽骨骨折;⑧综合性骨折;⑨与LeFort其他类型相伴;⑩复杂的、全面骨的
粉碎性的骨折。

(一)LeFortⅠ型骨折

在LeFort的研究中,以此型的骨折线最为恒定,只有翼板处的折断水平有
时变异。双侧的Ⅰ型骨折多为从正前方而来的致伤力加于上唇部相当前鼻棘或
其稍下处引起。骨折线开始于梨状孔的下缘,在致密的鼻棘骨的上方,向后水平
进行,经尖牙凹,在第一磨牙处为此骨折线的最低部位,在颧突之下,然后再稍向
上越过上颌结节,到达翼板上2/3与下1/3交界处,即翼上颌裂的基底处
(图6-5)。上颌窦的内侧壁亦在相应水平折断,再向后通过翼内板(图6-6)。多
数情况下,鼻中隔软骨脱位,犁骨或与软骨分离,或沿鼻底折断。有时,由于致伤
力、骨重力及翼肌的牵引,骨折片有一定程度的向后向下移位。

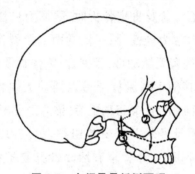

图6-5　上颌骨骨折侧面观

虚线示 LeFortⅠ型骨折;实线示 LeFortⅡ型骨折;点线示
LeFortⅢ型骨折;②及③示上颌骨侧方拱托处(即加固处)

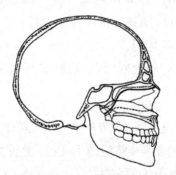

图6-6　上颌骨骨折线通过鼻中隔及翼内板的部位

虚线示 LeFortⅠ型骨折;实线示 LeFortⅡ型骨折;点线示 LeFortⅢ型骨折

详细询问病史,细心检查,结合X线片观察,本型骨折的诊断不难。

致伤力的大小及性质、速度、作用时间、方向及角度、受力部位等,可为诊断提供重要线索。

可能出现的症状有:从鼻或口腔的出血、牙齿咬合异常、咀嚼时疼痛、吞咽时上颌有活动、牙关紧闭、鼻塞、吞咽困难、上呼吸道阻塞症状。

可查出的体征有:上唇撕裂伤、上前牙松动或折断、上颌下部不对称、错殆、上颌下部活动、龈颊沟瘀斑及压痛、可触知的骨折线、鼻中隔撕脱或脱位、面部轻度变长、口咽部水肿及血肿等。

如患者情况许可,治疗最好在伤后数小时内进行,否则,做暂时颌间固定。4～5天后,待水肿消退,再治疗。

颌间固定(复位及建立伤前咬合关系)是常用方法。如骨折片嵌入,可以颌间弹力牵引复位后再固定。颌间固定后,应再加头颏辅助固定。如上颌骨向侧方偏斜,颌间牵引复位有困难,应尽早采用开放复位和坚强内固定。

(二)腭正中或正中旁骨折

骨折线通常位于正中旁,距中线1 cm的范围之内。因犁骨使正中部位加强,外侧则有牙槽骨加强,故正中骨折少见,骨折大多在正中旁。由于伤时腭部裂开及致伤力的打击,上唇可陷入并被夹于腭部裂开处。表面黏膜有线形瘀斑,骨折线可触知。腭部两半可单独活动,用手指触诊腭部,可感知腭部裂缝或骨台阶。如裂隙较宽,可造成腭黏膜和鼻底黏膜裂开,形成"创伤性腭裂"。

治疗时常采用手法复位后颌间固定。此类骨折如果是从颅底延续下来,常常出现重叠嵌顿,单纯用颌间牵引有时很难复位,可以借助正畸矫治器复位,或直接开放复位。

(三)节段性上颌骨骨折

节段性上颌骨骨折指上颌骨某一部分的骨折或牙槽骨骨折。查出此类局部的损伤并将其固定有利于恢复功能。视诊及触诊检查常可正确诊断本类骨折。治疗时应先将折断移位的牙槽骨复位并固定。

此类骨折可单独发生。在LeFort型骨折中,约有1/5病例伴有此型骨折。

(四)儿童期的上颌下部骨折

典型的儿童期上颌下部骨折少见,其原因前已述及。较多见者为局部骨折及青枝骨折。诊断较困难,因迅速发生肿胀,不易检查。未萌出的牙齿也使X线片上的骨折线不易查出。仔细询问病史及检查有助于诊断。

发生于幼儿的无移位骨折,以绷带或头颏(头帽及颏托)固定即可。

混合牙列期的骨折,如有移位,应在复位后以弓杠或铝丝弓栓结于牙弓或用正畸方法,如儿童能合作并耐受,做颌间固定。否则,可在梨状孔两侧钻孔,以钢丝通过上颌弓形夹板悬吊固定。

三、上颌骨中部及高位骨折

LeFort 虽将骨折分为 3 型,但典型的骨折线在临床甚为罕见,而较常见者为各型的结合,例如,一侧为Ⅱ型,另一侧为Ⅰ型等。

结合病史、临床及 X 线检查多能确定诊断。患者常有前牙开𬌗,后牙向下移位。严重者因咽部水肿及血肿,以及腭部向后下移位,可发生呼吸道阻塞。

临床检查可发现明显错𬌗、上颌后退、前牙开𬌗,患者有特征性的面部变长。唇颊沟触诊可探出骨折的锐利边缘。表面黏膜有瘀斑、水肿,甚至有撕裂。受累软组织有肿胀或有气肿,表明有腔窦处骨折。

Ⅲ型骨折时,颧骨有移位。Ⅱ型骨折时,眶下缘处可触知骨折部呈阶梯样,并可有眶下神经分布区感觉异常。

应投照 X 线片,包括拍摄各面骨、头颅、颈椎。由于中高位上颌骨骨折常常波及颧骨和眼眶,且结构重叠,采用通常的 X 线片很难明确骨折移位方向、移位程度,以及眶底和眶尖的破损情况,所以最好做 CT 检查和 CT 三维重建以便准确指导治疗。

大多数上颌骨中高位骨折很难通过闭合方法得到有效复位,而且固定也不稳定。以往的做法是在颌间固定的基础上,增加骨间结扎或钢丝悬吊。实际上,中高位上颌骨骨折或多或少都伴有颅脑损伤,开放固定也要求在全身麻醉下进行,无论伤后或术后都不允许颌间固定。目前做法是更多地采用解剖复位和坚强内固定。复位的同时,应同时复位鼻骨、鼻中隔,并积极探查眶底,及时纠正复视和眼球内陷问题。

对于上颌骨同时伴发下颌骨和颧骨骨折并有移位时,可以从两头向中间复位,即先下,复位下颌骨,拼对𬌗关系,通过颌间固定复位上颌骨,使上下颌骨形成一个整体;再上,通过颅骨连接颧额缝,复位颧骨;最后是中,将颧骨和上颌骨自然合拢,在颧牙槽脊、梨状孔处用小型接骨板连接固定。

四、并发症及后遗畸形

面中部骨折愈合不良将带来功能及美观问题,需再次矫正。再矫正畸形及恢复功能是相当困难的,而这些问题,绝大部分是处理失误所致,故在处理过程中应力求正确,并时时检查纠正。由于血运丰富,上颌骨骨折不愈合仅偶尔发生。发生的问题多是复位不准确、固定不稳,因而产生错位愈合。治疗迟延也是原因之一,由于外伤严重,需等待患者情况稳定而使治疗迟延是主要原因。当然,诊断不准确而未及时治疗也是原因之一。

治疗中,建立上下颌的咬合关系至关重要,忽视此点将产生咬合紊乱,矫正甚为不易。在治疗原则上,应先恢复伤前的咬合关系,再将其悬吊固定(恢复垂直距离关系后)。必须遵循此原则并在治疗过程中定期检查,以纠正发生的问题。

后遗畸形主要来自错位愈合,常见者有错拾、鼻部扁平或偏斜、颧部塌陷等,可单独发生,也可混合存在。最严重的是"盘状面"畸形,由于面中部后退引起,从侧面看,面中部凹陷,垂直距离加长,并有Ⅲ类错拾畸形。

面中1/3骨的后移多由致伤力量引起。面骨与颅底构成角度约为45°,致伤力使面中1/3骨沿颅底平面向后向下,致使面部变长,上颌等后退而使面中1/3扁平,咬合紊乱。治疗时,必须将此种关系恢复正常。

错拾畸形可能为牙源性,即因牙有脱位而未复位,或牙缺失而邻牙移位等引起,矫正较易;或为骨源性,由骨错位愈合而产生。

(1)面中1/3骨骼与颅底及咬合面约构成45°角,由前方而来的致伤力可使面中1/3诸骨沿此斜面向后下移位

(2)如发生粉碎性骨折,悬吊法有使面中1/3缩短之倾向。

骨源性错拾畸形的诊断应依靠上下颌解剖关系的检查、咬合模型研究、牙及面部X线片检查、头影测量分析等。

应做面形分析,以决定面中部有无因骨错位愈合而产生的畸形。上唇后退、鼻棘突后陷及鼻小柱退缩,提示上颌下部后缩(当然有错拾畸形)。Ⅱ型及Ⅲ型骨折后遗畸形为面中部扁平等,已见前述。

错位愈合的矫正必须依靠准确诊断。矫正的主要目的是恢复伤前咬合关系,常需采用正颌外科方法做骨切开术,使上颌骨前移,同时也矫正了面中部的凹陷扁平畸形。

第七章

口 腔 保 健

第一节 自我口腔保健

自我口腔保健在预防口腔疾病和维护人们口腔健康方面所占的地位越来越重要。研究表明,在专业保健、社会保健、自我保健三类卫生保健中,自我保健是最有潜力、最有前景的一个卫生保健领域。自我口腔保健方法是开展自我口腔保健的重要手段。

一、漱口

漱口是最常用的清洁口腔的方法。

(一)漱口液的选择

一般漱口用清洁水或淡盐水含漱;为了辅助预防和控制口腔疾病,常用加入某些药物的溶液作为漱口剂。医师应根据患者的不同疾病、不同需求推荐使用加入不同药物的漱口液。

(二)漱口的方法及注意事项

漱口时将少量漱口液含入口内,紧闭嘴唇,上、下颌牙稍微张开,使液体通过牙间隙区轻轻加压,然后鼓动两颊及唇部,使溶液能在口腔内充分地接触牙面、牙龈及黏膜表面,同时运动舌,使漱口水能自由地接触牙面与牙间隙区。利用水力前后左右,反复冲洗滞留在口腔各处的碎屑和食物残渣,然后将漱口水吐出。

漱口时需要注意以下几个方面。

(1)漱口时间通常为饭后漱口,可清除食物碎屑,清新口气。口腔黏膜溃疡、牙周洁治或牙周手术前后,可用药物漱口液含漱 1 分钟,每小时含漱 1～2 次。

(2)每次漱口的效果与漱口液用量、含漱力量、鼓漱的次数有关。应根据个人口腔大小含入适量的漱口液,用力鼓漱,才能有效地清除口腔内的食物残渣或异物,达到含漱的目的。通常含漱液一次用量为 5~10 mL。

(3)注意漱口液使用前应阅读说明书。药物漱口液只用于牙周洁治和手术后,不能作为日常口腔护理用品长期应用,避免产生耐药性。

漱口不能去除菌斑,不能代替刷牙。

二、菌斑显示

控制菌斑对于预防龋病、牙周病等常见口腔疾病,保证牙周病治疗的顺利进行以及维持疗效、防止复发具有非常重要的意义。要达到菌斑控制的目的,必须掌握对菌斑的临床评估方法,了解牙面的不洁状态,检查评价菌斑控制程度,才能彻底地去除菌斑以及准确评价菌斑控制的效果。菌斑是无色、柔软的物质,黏附于牙面,肉眼不易辨认,可借助菌斑显示剂使菌斑染色而显现。

(一)材料

菌斑显示剂大多由染料制成,剂型有溶液和片剂两类。常用的菌斑染色剂为 2% 碱性品红,其成分为碱性品红 1.5 g,乙醇 25 mL,漱口的浓度可进一步稀释为 1% 水溶液,或者 2%~5% 藻红片剂,通常为每片 15 mg。

(二)操作方法

1.液体菌斑显示剂

用小棉球或棉签蘸取显示剂涂布于牙面,滞留 1 分钟后用清水漱口,无菌斑处显示剂被冲掉,有菌斑处显示剂不能被冲掉而着色。

2.片剂菌斑显示剂

嘱患者将药片放入口中左、右侧共咀嚼 1 分钟,再用舌舔至牙的颊舌面,然后用清水漱口,菌斑可被染色。

3.菌斑观察

被染色的牙齿可显示菌斑附着的位置、范围(图 7-1)。患者可用镜子或口镜观察到唇颊侧及舌腭侧的菌斑情况。进行刷牙后,再次检查刷牙后菌斑减少情况。仍有染色提示菌斑刷的不干净,则应再次刷牙,或配合使用其他工具,直至彻底消除菌斑为止。

4.注意事项

应注意个别患者对显示剂中的某些成分的变态反应,故使用前要仔细询问过敏史。应注意保护患者衣物,避免菌斑显示剂引起染色不易清洗。

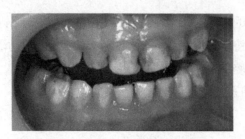

图 7-1　幼儿乳牙菌斑显示效果

(三)菌斑控制的临床评估

菌斑的有效控制在极大程度上依赖于患者自身的积极行动,而调动患者自我口腔保健的积极性的动力是让他们亲眼看到口腔致病因素的存在与去除。除数码相机照相、口腔内镜等方法外,菌斑控制记录卡是国际上广泛采用的、能帮助患者记录菌斑控制效果的评价方式。

1.记录方法

记录全口每一颗牙的 4 个牙面(唇侧、舌侧、近中、远中),凡显示有菌斑存在的牙面,可在记录卡中相应部位的格内用"－"表示,凡未萌出或缺失的牙,用"×"表示。

2.计算方法

(1)菌斑百分率＝(有菌斑牙面总数/受检牙面总数)×100％。

(2)受检牙面总数＝受检牙总数×4。

如菌斑百分率<20％,可认为菌斑基本被控制,如菌斑百分率≤10％,则已达到良好目标。

三、刷牙

刷牙是保持口腔卫生的重要的自我保健方法。刷牙的目的是清除牙面和牙间隙的菌斑、软垢与食物残屑,减少口腔细菌和其他有害物质,减少菌斑的堆积,防止牙石的形成。与其他口腔卫生保健措施相比,刷牙适合于所有人群,因而具有普遍使用的意义。

(一)牙刷的选择

1.选择牙刷的基本原则

(1)刷头小。

(2)刷毛硬度为中度或软毛。

(3)刷毛末端充分磨圆。

（4）刷柄易把握。

2.个人选择牙刷时应考虑的因素

（1）个人用牙刷去除牙面菌斑而又不损伤口腔中软硬组织结构的能力。

（2）手的灵巧性以及按照刷牙操作程序进行的意愿和能力。

（3）牙龈与牙周的健康状况与解剖特点。

（4）牙错位与拥挤程度。

3.指导牙刷选择还应该考虑的因素

（1）针对口腔内的特殊解剖情况或修复体，可选用如正畸牙刷、牙缝刷和义齿刷，以最大程度的帮助控制菌斑，维护口腔健康或延长修复体的使用寿命。

（2）儿童根据不同年龄段的需求有针对性地选择阶段性牙刷（表7-1）。

表7-1　不同年龄段儿童选择阶段性牙刷

年龄	特征	指导建议
2岁以下	乳牙萌出阶段，基本是父母给孩子刷牙	选择宽柄软毛、软胶刷头牙刷，指套型牙刷或硅胶牙刷最佳
2～4岁	乳牙阶段，儿童开始学着自己刷牙	选择小头软毛的牙刷，选择能够引起孩子的刷牙兴趣并适合儿童握持、不滑的卡通牙刷柄
5～7岁	儿童开始萌出第一恒磨牙	使用末端刷毛长的牙刷
8岁以上	混合牙列时期，口腔清洁难度加大	可选择交叉刷毛和有末端动力刷毛的特殊设计的牙刷

（3）对手动牙刷无法达到理想刷牙效果者，应鼓励适当选择电动牙刷。

（4）对于不能养成良好刷牙习惯的人，可配合使用计时器、菌斑显色剂等工具或推荐使用带有力量智能向导的电动牙刷。

（5）对于舌苔多菌的人可选择带有舌苔清洁器的牙刷，能帮助清除舌苔细菌，可减轻和预防口臭。

（二）牙膏的选择

牙膏是辅助刷牙的一种制剂，可增强刷牙的摩擦力，帮助去除食物残屑、软垢和牙菌斑，有助于消除或减轻口腔异味，使口气清新。一般人群对牙膏的选择常考虑它的香型、价格、外观、特质、发泡、摩擦剂、清洁能力、清新爽口以及品牌，但最重要的还是其功效与安全性。功效牙膏的区分需要参照包装和有效成分标注。

(三)刷牙指导

1.刷牙方法

刷牙方法有很多种,每一种方法都有它的特点。然而,没有一种刷牙方法能适合于所有的人。人们习惯应用的拉锯式横刷法弊病较多,但如予以改进,也可变成一种较好的刷牙方法。好的刷牙方法应简单易学,去除菌斑效果好,不损伤牙体和牙周组织。这里主要介绍2种主要的刷牙方法。

(1)水平颤动拂刷法:是一种有效清除龈沟内和牙面菌斑的刷牙方法。水平颤动主要是去除牙颈部及龈沟内的菌斑,拂刷主要是清除唇(颊)、舌(腭)面的菌斑。

具体操作方法为见图7-2。

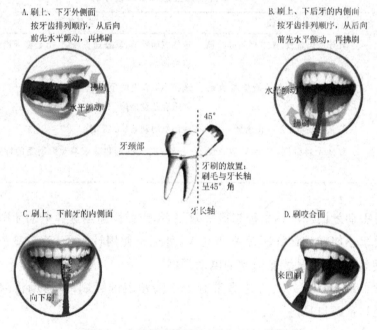

图7-2 水平颤动拂刷法(改良 Bass 刷牙法)

将刷头放置于牙颈部,刷毛指向牙根方向(上颌牙向上,下颌牙向下),与牙长轴约呈45°角,轻微加压,使刷毛部分进入龈沟内,部分置于牙龈上。

从后牙颊侧以2~3颗牙为一组开始刷牙,用短距离水平颤动的动作在同一个部位数次往返,然后将牙刷向牙冠方向转动,拂刷颊面。刷完第一个部位之后,将牙刷移至下一组2~3颗牙的位置重新放置,注意与前一部位应保持有重叠的区域,继续刷下一部位,按顺序刷完上、下颌牙齿的唇(颊)面。

用同样的方法刷后牙舌(腭)侧。

刷上前牙舌面时,将刷头竖放在牙面上,使前部刷毛接触龈缘,自上而下拂刷。刷下前牙舌面时,自下而上拂刷。

刷咬合面时,刷毛指向咬合面,稍用力做前后短距离来回刷。

(2)圆弧刷牙法:又称 Fones 法刷牙法(图 7-3),该方法最易为年幼儿童学习理解和掌握。

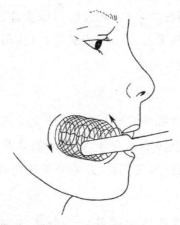

图 7-3 圆弧刷牙法

刷牙要领:是在闭口的情况下,牙刷进入颊间隙,刷毛轻度接触上颌最后磨牙的牙龈区,用较快、较宽的圆弧动作,用很小的压力从上颌牙龈拖拉至下颌牙龈。在前牙切缘对着切缘接触,做连续的圆弧形颤动,舌侧面与腭侧面需往返颤动。

2.要点

(1)刷牙的顺序:为保证刷牙时不遗漏某些部位,建议按照一定的顺序做到面面刷到,2 个刷牙位置之间均应有重叠。

(2)刷牙的时间:普通人群建议每次刷牙时间至少为 2 分钟。

(3)刷牙的次数:每天至少要刷牙 2 次,晚上睡前刷牙更重要。

(4)刷牙时,有些部位常被忽视或牙刷难以达到,在刷牙时应给予特殊的关照,需要补充一些刷牙动作或使用牙线或牙间刷。如上、下颌最后一颗牙的远中面和邻近无牙区的牙面,排列不齐的牙,异位萌出的牙等。口腔清洁还应包括用牙刷清洁舌面,也可用刮舌板。

3.注意事项

(1)通常每个人不必拘泥于固定的刷牙方法和技术动作。只要经过适当的训练,合适的刷牙方法一般都可以收到较好的效果。大多数方法中都包括有旋转、拂刷与颤动3种基本动作。这些基本动作有助于使牙刷刷毛能到达每个牙面或牙龈部位,以轻柔的压力振动菌斑使其从牙面松脱,然后通过拂刷与擦洗达到清除牙菌斑的作用。

(2)应尽量避免不恰当的刷牙方法,如力量过大或者过度横刷。这样不但达不到刷牙的目的,反而会引起各种不良后果,最常见的是牙龈组织的萎缩、牙颈部磨损、楔状缺损等牙体硬组织的损伤,并由此而引起牙颈部敏感。

(3)当一些口腔异常情况发生时,如急性口腔炎症、创伤,或牙周手术后、拔牙后、牙修复后,或急性期坏死性溃疡性龈炎等,只要可能,均应鼓励患者刷牙,以减少感染的可能,促进创口愈合。

四、牙间隙清洁

牙与牙之间的间隙称为邻间隙或牙间隙,牙间隙最易滞留菌斑和软垢。刷牙时刷毛难以进入邻间隙或不能完全伸入牙间隙,需配合使用包括牙线、牙签、牙间刷、电动冲牙器等牙间隙清洁工具,方能更有效地清除牙菌斑。

(一)牙线

牙线是由尼龙线、丝线或涤纶线等纤维制成的细线,是一种清洁牙齿的用品。

1.适用情况

适用于邻面间隙或龈乳头处的清洁,特别是对平的或凸的牙面。

2.使用方法

(1)取一段长20~25 cm 的牙线,将线的两端合拢打结形成一个线圈,或取一段30~40 cm长的牙线,将其两端各绕在左右手的中指上。

(2)清洁右上后牙时,用右手拇指及左手示指掌面绷紧牙线,然后将牙线通过接触点,拇指在牙的颊侧协助将面颊牵开。

(3)清洁左上后牙时转为左手拇指及右手示指执线,方法同上。

(4)清洁所有下牙时可由两手示指执线,将牙线轻轻通过接触点。

(5)进行(2)~(4)操作步骤时,两指间牙线长度为1~1.5 cm。

(6)牙线通过接触点,手指轻轻加力,使牙线到达接触点以下的牙面并进入龈沟底以清洁龈沟区。应注意不要用力过大以免损伤牙周组织。如果接触点较紧不易通过,可牵动牙线在接触点以上做水平向拉锯式动作,逐渐通过接触点。

(7)将牙线贴紧牙颈部牙面并包绕牙面,使牙线与牙面接触面积较大,然后上下牵动,刮除邻面菌斑及软垢。每个牙面要上下剔刮4~6次,直至牙面清洁为止。

（8）再以上述同样的方法进行另一牙面的清洁。

（9）将牙线从𬌗面方向取出，再次依上法进入相邻牙间隙逐个将全口牙邻面菌斑彻底刮除。

具体使用方法见图7-4。

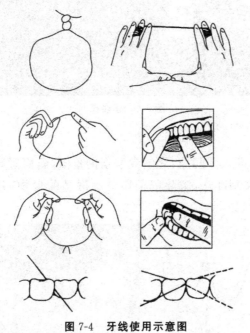

图7-4　牙线使用示意图

3.注意事项

（1）勿遗漏最后一颗牙的远中面，且每处理完一个区段的牙后，以清水漱口，漱去被刮下的菌斑。

（2）放入牙缝时要慢慢滑动，以免太过用力伤害到牙龈。

（3）对于不能熟练掌握上述牙线使用技巧的个体，可推荐使用牙线棒（图7-5）。

（4）牙线是一次性的用品，不要重复使用。

（二）牙签

牙签是用来剔除嵌塞在牙间隙内的食物碎屑和软垢的工具。

1.适用情况

适用于牙龈退缩，根面暴露，邻面间隙较大的部位。

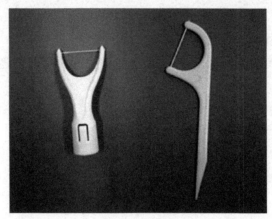

图 7-5　牙线棒

2.使用方法

将牙签以 45°角进入牙间隙,牙签尖端指向𬌗面,侧面紧贴邻面牙颈部,向𬌗方剔起或做颊舌向穿刺动作,清除邻面菌斑和嵌塞的食物,并磨光牙面,然后漱口(图 7-6)。

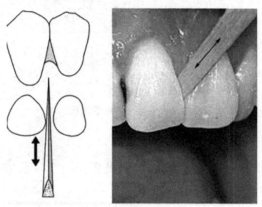

图 7-6　牙签使用示意图

3.注意事项

使用牙签时应避免用力过大而损伤牙龈,以免加重牙龈退缩程度和增大牙间隙。

(三)牙间刷

牙间刷是用来清洁牙齿之间的位置的清洁工具,又称牙缝刷,其状似小型的洗瓶刷,为单束毛刷,刷头是用细的尼龙丝加上不锈钢丝卷绕而成,有多种大小不同的形态和型号供选择。

1.适用情况

主要用于清除牙刷难以达到的部位,例如清除邻面菌斑与食物残渣、矫治器、固定修复体、种植牙、牙周夹板、缺隙保持器等,以及前磨牙邻面凹陷处、根分叉、凹的根面、最后磨牙远中面等部位。

2.使用方法

牙缝刷使用时,只需把它塞入牙缝中,前后移动来清洁牙齿邻面(图7-7)。

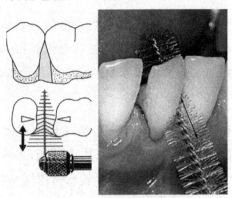

图 7-7　牙间刷使用示意图

3.注意事项

若牙缝较小,则不宜使用牙间刷,硬塞进去会损伤牙龈,此时需要使用牙线。

(四)电动冲牙器

电动冲牙器,也称水牙线,是一种利用高压脉冲水流产生的柔性冲击,清洁牙间隙以及牙龈沟,同时按摩和刺激牙龈的新型口腔清洁器具。

1.适用情况

普通人群均可使用,特别适用于口气困扰严重者、牙龈出血者、佩戴正畸矫治器者,牙龈炎、牙周炎等口腔疾病的患者,口腔内有种植牙、义齿等的患者,口腔术后需要保洁预防感染者。中老年人牙缝较大,用冲牙器更容易清除牙缝中的食物残渣。

2.使用方法

电动冲牙器使用方法比较简单,接通电源,持握手柄,将冲牙器的喷嘴放入口腔内,对准牙间隙,略微朝向冠方,打开开关进行冲洗。

3.注意事项

(1)时间:每天 2～3 次,特别是在每次用餐后冲洗 1～3 分钟。

(2)冲洗液:使用清水即可,也可以加入漱口液或者镇痛消炎药等不同功能的辅助剂,针对性地强化一些治疗效果。

第二节 专业口腔保健

基层口腔专业人员应通过实施口腔预防保健的适宜技术,提供龋病和牙周病等口腔常见疾病的基础防治。常用的专业口腔保健技术包括局部用氟、窝沟封闭、预防性树脂充填、非创伤性充填修复和预防性洁治术。

一、局部用氟

局部用氟是将氟化物直接用于牙表面,通过局部作用来预防龋病的技术。已在之前介绍过含氟漱口水和含氟牙膏,氟浓度较低,患者可在家里自行使用。含氟涂料、含氟凝胶、含氟泡沫等技术,使用氟化物浓度相对较高(表 7-2),需要严格控制,应由口腔专业人员操作使用。

表 7-2 局部用氟常见的剂型、氟浓度和使用方法

剂型	氟浓度	使用方法	使用时间	适用年龄	使用频率
含氟涂料	$2.26\%F^-$	牙面涂布	待其干燥	2 岁以上	半年 1 次
含氟凝胶	$1.23\%F^-$	使用托盘	4 分钟	6 岁以上	半年 1 次
含氟泡沫	$1.23\%F^-$	使用托盘	4 分钟	3 岁以上	半年 1 次

(一)含氟涂料

1.适应证

以下龋齿高危人群除推荐自我家庭用氟外,需使用强化措施增强抗龋力。

(1)学龄前儿童、中小学生。

(2)口腔内已经有多个龋齿者。

(3)口腔内带有固定矫治器者。

(4)牙列拥挤或牙排列不齐者。

(5)牙釉质脱矿或牙釉质发育有缺陷者。

(6)牙龈萎缩,牙根面暴露的中老年人。

(7)长期药物治疗导致的口干综合征者。

(8)进食甜食频率高且口腔卫生较差者。

(9)头颈部进行放射线治疗者。

(10)不能进行口腔自我清洁的残障者。

2.器械

口镜、探针、镊子、棉卷、棉签、小毛刷、吸唾装置。

3.材料

2.26%的含氟涂料。

4.操作方法

(1)清洁牙面:在使用前清洁牙面,以增强氟化物与牙面的接触,延长氟化物在牙面滞留的时间。

(2)隔湿和干燥:在操作过程中保持牙面干燥,可用吸唾装置,如果没有吸唾装置,也可用隔湿棉卷代替。

(3)涂布:用小毛刷将含氟涂料直接涂布在所有牙面上,特别是两个牙之间的邻间隙(图7-8)。

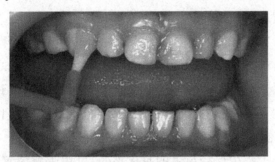

图7-8　局部涂氟

(4)时间:自然干燥或者用压缩空气轻吹牙面,直至含氟涂料干燥,使含氟涂料在牙面上形成一层薄膜。

(5)医嘱:2～4小时内不进食,当晚不刷牙。

(二)含氟泡沫

1.适应证

同含氟涂料。

2.器械

口镜、探针、镊子、棉卷、托盘。

3.材料

1.23%的含氟泡沫。

4.操作方法

具体见图7-9。

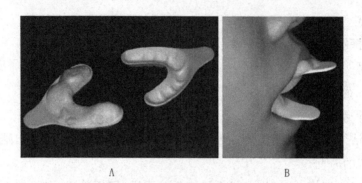

A   B

图 7-9　含氟泡沫使用示意图

A.分别为放置含氟泡沫和未放置含氟泡沫的托盘；B.含氟泡沫的使用

（1）清洁牙面：在使用前清洁牙面，以增强含氟泡沫与牙面的接触，延长含氟泡沫在牙面上滞留的时间。

（2）涂布：将置有含氟泡沫的托盘放入口中，压入上、下颌牙列，轻轻咬住，使含氟泡沫布满所有的牙面并挤入牙间隙。托盘有大、中、小号之分，选择型号要与牙列大小相合适，既能覆盖全部牙列，又有足够的深度覆盖到牙颈部，同时要避免托盘过大产生不良刺激。托盘内的含氟泡沫要适量，做到既能覆盖全部牙列，又能避免含氟泡沫过多使患者感到不适或被吞咽。

（3）体位：操作过程中保持患者的身体前倾，可用吸唾装置或用口杯接住流出的唾液，避免吞咽动作。

（4）时间：让托盘在口内留置 4 分钟，之后取出托盘并拭去残余的含氟泡沫，也可让患者自行吐净口中的泡沫。

（5）医嘱：30 分钟内不漱口，不进食，不喝水。

(三)含氟凝胶

1.适应证
同含氟涂料。

2.器械
口镜、探针、镊子、棉卷、托盘。

3.材料
1.23％的单氟磷酸钠凝胶。

4.操作方法
同含氟泡沫的临床操作。

5.注意事项

在使用不同产品的氟化物之前,要仔细阅读产品说明,严格控制每次的用量。在临床操作过程中应避免儿童发生误吞、误咽。对于过敏体质、哮喘等儿童,应避免使用。

二、窝沟封闭

窝沟封闭是指不损伤牙体组织,将封闭材料涂布于牙冠咬合面、颊舌面的窝沟点隙,阻止致龋菌及酸性代谢产物对牙体的侵蚀,以达到预防窝沟龋的方法。

(一)适应证

有下列情况的牙适合进行窝沟封闭。

(1)咬合面、颊面及舌腭面的窝沟点隙深,特别是有可以插入或卡住探针的窝沟(包括可疑龋)。

(2)对侧同名牙已患龋,或者有患龋倾向。

(3)牙萌出达咬合平面或牙冠窝沟点隙均完全暴露于口腔。如果牙尚未完全萌出,部分咬合面被牙龈覆盖,则难以有效隔湿,影响封闭效果。

(4)窝沟封闭主要适用于乳磨牙、恒磨牙及恒前磨牙,其最佳时机是牙冠完全萌出,龋齿尚未发生的时候,一般乳磨牙在 3～5 岁,第一恒磨牙在 6～8 岁,第二恒磨牙在 11～13 岁时。当然,临床医师发现牙面任何部位具有龋患风险的深窝沟点隙均可进行窝沟封闭。

(二)器械

口镜、探针、镊子、低速手机、清洁用小毛刷、三用枪、无油空气压缩机、吸唾装置、适量棉卷或棉球、涂布封闭剂的小毛刷。光固化窝沟封闭剂需要配备光固化机、咬合纸、高速手机和钻针。

(三)材料

酸蚀剂(常用 37％的磷酸凝胶)、窝沟封闭剂。

(四)操作方法

具体操作方法见图 7-10。

1.清洁牙面

在低速手机上装上小毛刷,彻底清洁准备封闭的窝沟部位,然后用水枪充分冲洗。

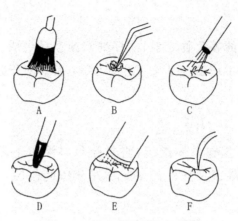

图 7-10 窝沟封闭操作示意图

2.酸蚀

清洁牙面后即用棉卷隔湿,将牙面吹干并保持干燥。用小毛刷或小棉球蘸取适量酸蚀剂涂在要封闭的窝沟部位,不要反复涂擦,酸蚀面积一般为牙尖斜面的 2/3。常规用 37% 的磷酸凝胶酸蚀,酸蚀时间为 30 秒,不同产品的酸蚀时间可能有差异,需仔细阅读产品使用说明。酸蚀后用水枪冲洗牙面 10～15 秒,以确保将残余的酸蚀剂冲洗干净。边冲洗边用吸唾器吸干冲洗液,切忌让患者自行吐出冲洗液,以免酸蚀牙面被唾液污染。

3.干燥

冲洗牙面后立即用棉卷隔湿并吹干牙面,吹干后的牙面应该呈白垩状外观。如果酸蚀后的牙面没有出现这种现象,说明酸蚀程度不够,应重新酸蚀。操作中要确保酸蚀牙面不被唾液污染,如果发生唾液污染,应再冲洗牙面,彻底干燥后重复酸蚀步骤。

4.涂布封闭剂

用小毛刷或专用器械,将适量封闭剂涂布在干燥的牙面上。要使封闭剂充分渗入窝沟点隙中,可用小毛刷引导,注意封闭后的窝沟点隙中不能留有气泡。

5.固化

光固化封闭剂涂布后,立即用光固化灯照射。照射时尽量靠近,但不能接触牙面。照射时间一般为 20～40 秒。

6.检查

封闭剂固化后,用探针进行全面检查。检查固化程度,有无气泡存在,寻找遗漏或未封闭的窝沟并重新封闭;观察有无过多封闭材料和是否需要去除,如发现问题应及时处理;检查咬合关系,如果封闭剂过厚应调磨。

(五)注意事项

(1)窝沟封闭的防龋效果与封闭剂的保留率直接相关,因此操作必须严格、规范,避免酸蚀不充分,避免唾液或者气枪压缩空气中混有水/油,污染酸蚀后的牙面,致使封闭剂脱落。

(2)不建议以流体树脂作为窝沟封闭剂使用。

(六)复查

封闭后还应定期(3 个月、半年或 1 年)复查,观察封闭剂的保留情况,脱落时应重做封闭。

三、预防性树脂充填

对于早期的窝沟龋,仅去除窝沟处龋损的牙釉质或牙本质,采用常规酸蚀方法和树脂材料充填方法治疗,并在周围未发生龋坏的窝沟处使用窝沟封闭方法预防发生龋齿,称为预防性树脂充填。该方法只去除少量龋坏组织,不做预防性扩展,保留了更多健康的牙体组织。

(一)适应证

进行预防性树脂充填术应严格选择适应证。凡是有明确患龋迹象的早期窝沟龋,已不适宜窝沟封闭的牙均可做预防性树脂充填。

(1)窝沟较深,有患龋倾向(窝沟壁呈不透明、白垩色外观)。

(2)早期的小窝沟龋,深度浅,范围小。

不过,预防性充填不适于范围大而深的窝沟龋和复面龋损,类似情况需要做常规的龋齿充填术。

(二)操作方法

预防性树脂充填是常规树脂充填和窝沟封闭的结合与发展,因此如果要进行预防性树脂充填应该要熟练掌握常规树脂充填和窝沟封闭技术(图 7-11)。

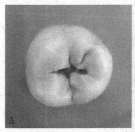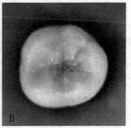

图 7-11　预防性树脂充填示意图

A.保守备洞;B.进行树脂充填和深窝沟窝沟封闭后效果

四、非创伤性充填修复

非创伤性充填修复（atraumatic restorative treatment，ART）是使用手用器械清除龋坏的牙体组织，然后用粘接、耐压和耐磨性能较好的玻璃离子材料将龋洞充填的技术。

(一)适应证

(1)非创伤性充填适用于因精神或身体原因不能耐受常规口腔科治疗的特殊人群，如婴幼儿、老人、患有精神疾病的个体等，也适用于临床医疗设备短缺、没有电动口腔科设备的地区。

(2)对牙的选择有严格适应证：适用于恒牙或乳牙的中小龋洞，能允许手用器械进入，能去净龋坏牙体组织，无牙髓暴露，无可疑牙髓炎的患者。

(二)器械

口镜，探针，镊子，非创伤性充填修复专用的大、中、小型挖匙，口腔科用斧，雕刻刀，调拌刀，调和刀。

(三)材料

充填用的玻璃离子水门汀、棉卷、棉球、凡士林、成形片、楔子。

(四)操作方法

1.检查

检查牙齿龋坏的部位、深度等，判断是否适合做非创伤性充填。

2.洞形制备

清洁龋坏牙齿，使用手用器械去除龋坏牙体组织，略微修整洞形。

3.清洁窝洞

用牙本质处理剂清洁窝洞，促进玻璃离子水门汀材料与牙齿结构间的化学结合。

4.调和材料

按产品说明调和玻璃离子水门汀，准备充填。

5.充填

隔湿患牙，用调和刀将材料充填到预备好的洞形中。可配合使用手指，在戴手套的示指上涂少许凡士林，用力按压窝洞和窝沟里的软修复材料（称为指压法），约30秒后移开手指，用器械去除多余材料。注意要充填密实，修整边缘与咬合，最后涂凡士林。充填过程中注意隔湿，保持干燥。

6.医嘱

充填结束后1小时内不能进食。

(五)注意事项

非创伤性充填修复体可能发生脱落、断裂、边缘继发龋、严重磨损等问题,处理方式是按照标准步骤重新充填修复,要彻底清洁所有牙面和残留的修复体,去除软化牙本质,按操作步骤完成修复。如果手用器械无法处理,则需要采用电动器械进行常规充填处理。

五、预防性清洁术

由于个人清除菌斑的能力和效果有限,故牙的有些部位是很难清洁干净的。预防性清洁术是指口腔专业人员用口腔器械帮助受检者彻底地清除菌斑。

(一)适应证

预防性清洁术适用于普遍人群,可与口腔健康教育、定期口腔检查及其他预防措施同时进行。

(二)器械

口镜、探针、镊子、慢速机头、抛光杯。

(三)材料

牙线、菌斑显示液、打磨膏。

(四)操作方法

(1)使用菌斑显示剂进行菌斑染色与记录。

(2)指导患者合适的刷牙方法。

(3)使用牙邻面清洁器,包括牙线、牙签、牙间刷等清除牙邻面菌斑。

(4)用橡皮杯蘸上打磨膏,清洁牙的平滑面。

(五)注意事项

对于已形成的龈上、龈下牙石,上述预防性洁治术则具有局限性,需要通过手用洁治器械和超声波洁牙机进行龈上洁治。

第三节　社区口腔保健

县级医院口腔医师应以社区人群和家庭为基础提供医疗保健服务,应在政府领导、上级卫生机构指导下,合理使用社区卫生资源,以人的口腔健康为中心、家庭为单位、社区为范围,以妇女、儿童、老年人、慢性病患者、残疾人等为重点,以解决社区主要口腔卫生问题、满足基本口腔卫生服务需求为目的,提供集口腔健康教育、预防、医疗、转诊等为一体的基层口腔卫生保健服务。

一、社区口腔卫生调查

社区口腔卫生调查的基本方法主要是采用卫生统计学和流行病学方法。

县级医院口腔医师有义务与公共卫生医师、疾病预防控制中心机构等合作开展社区口腔卫生调查。

社区口腔卫生调查主要包括以下内容。

(一)社区人口学资料

如社区人口数量、人口构成等人口学特征的资料。

(二)社区环境因素

即宏观社会经济发展状况及存在的相关问题,如地理位置、交通、气候、社会经济地位、人文与地理特色等。

(三)社区居民口腔健康状况调查

包括社区居民口腔健康观念、行为,口腔疾病流行病学调查、全身健康状况调查等。建立口腔疾病患者社区、家庭及个人档案等。

(四)社区口腔卫生服务需要与需求情况

社区居民口腔健康状况,口腔疾病发病人数、患病人数,居民对社区口腔卫生服务的了解程度和有偿服务的可接受情况等,居民所获得的口腔卫生服务内容、需要提供服务的方法和措施、社区居民口腔卫生需求情况的评价和建议等。

(五)其他

如医疗保险制度、患者医疗服务质量满意度、医疗服务态度满意度等。

二、社区口腔卫生诊断

社区诊断是在社区口腔卫生调查的基础上,对社区口腔健康状况、人群口腔健康的危害因素、人群对口腔卫生服务的需求与利用及社区口腔卫生资源等情况所进行的分析和判断。

社区诊断的内容如下。

(1)社区口腔健康状况及相关问题。

(2)社区自然环境状况。

(3)社会、人文环境状况。

(4)社区资源状况。

分析人群口腔健康状况及影响因素,找出危害社区人群口腔健康的主要问题和影响因素是社区诊断的主要内容。以此为依据,由基层口腔医师主导或者参与制订社区口腔卫生服务计划,并组织实施,以提高社区口腔健康水平。

三、社区口腔卫生服务

(一)口腔健康教育和指导

向包括孕妇、婴幼儿、学龄儿童、老年人和特殊人群在内的社区居民提供基本的口腔卫生保健知识、信息和咨询,指导掌握维护自我口腔健康的方法和技能,提高自我口腔保健能力。具体内容如下。

(1)提供口腔卫生与保健信息及口腔卫生指导,包括知识、技能与实践。

(2)自我口腔保健技术知识讲解与技术示范。

(3)个人营养、饮食习惯与食品选择咨询与指导。

(4)个人口腔卫生实践、养成良好的卫生习惯与生活方式。

(5)适当补充氟化物(除高氟地区外)。

(6)适当限制糖消耗量与消耗方式,进行糖消耗量、次数与消耗方式指导。

(7)指导选择健康食品。

(二)口腔定期检查、早期诊断与早期处理

(1)通过健康教育活动,提醒大家定期口腔健康检查非常重要,并建议儿童每半年检查1次;成人每年检查1次;准备怀孕的妇女先检查后受孕。

(2)不同年龄阶段定期检查针对问题要有侧重点。儿童时期主要会产生龋坏和牙列不齐的问题,定期进行检查,发现龋洞应及时充填,尤其是不良习惯、牙列不齐更要及时矫治,以免错过矫治的黄金时期。成年人主要会产生龋病和牙周病,不明原因的牙痛要及时治疗,以免产生严重后果。老年人面临的主要是失去牙和修复牙的问题,残根、残冠应及时处理,以免造成身体其他的严重伤害。

(3)定期检查,要注意全身性疾病的早期在口腔中的表现。如铅中毒、麻疹、

某些血液病、遗传病、梅毒、艾滋病等早期可在牙龈和口腔黏膜上出现相应病征等。通过口腔健康检查,可及早发现、及早诊断、及早治疗全身性的疾病。

(4)发现如黏膜白斑、红斑、扁平苔藓等癌前病变,或者肿块、结节,白色、平滑式鳞状斑块状等异常情况的出现,应引起重视,并采取相应措施。

(三)基本口腔预防和医疗

提供以门诊为主要形式的基本口腔预防和医疗服务,内容如下。

(1)重视并提供包括窝沟封闭、非创伤性充填修复、预防性充填、局部用氟等口腔疾病防治适宜技术,提供口腔疾病的初级预防保健。

(2)提供口腔常见病、多发病的基本诊疗服务,包括缓解疼痛(机械或药物方法),简单急诊处理。

(3)开展口腔疾病双向转诊服务。县级医院口腔科应与大型综合医院口腔科、口腔专科医院之间建立双向转诊服务机制,保证患者得到连续的口腔医疗服务,实现双向转诊和会诊。

(4)提供电话预约、家庭出诊、特需服务等服务内容,为特殊者或特需者提供口腔预防诊疗服务、洁治、牙列缺失与缺损的修复以及功能康复和咨询服务等专项服务。

(四)口腔卫生信息管理

制订口腔卫生服务信息的收集、整理、统计、分析和报告制度;建立和建设口腔卫生服务数据库;分析和定期编辑口腔健康监测报告的资料等,为卫生行政管理部门的政策制定和卫生规划实施提供依据。

参 考 文 献

[1] 潘巧玲.临床口腔疾病诊治[M].长春:吉林科学技术出版社,2019.

[2] 姜蕾.口腔科疾病诊治[M].长春:吉林科学技术出版社,2019.

[3] 葛秋云.口腔疾病概要[M].北京:人民卫生出版社,2019.

[4] 冯志远.现代口腔医学[M].天津:天津科学技术出版社,2019.

[5] 陈乃玲.口腔操作技术与疾病概要[M].长春:吉林科学技术出版社,2019.

[6] 刘健.精编临床口腔医学[M].上海:上海交通大学出版社,2018.

[7] 张文忠.口腔疾病诊断与治疗[M].天津:天津科学技术出版社,2019.

[8] 燕贵军.精编口腔科学[M].上海:上海交通大学出版社,2018.

[9] 陈乃玲.口腔科疾病处置要点[M].长春:吉林科学技术出版社,2019.

[10] 秦昌娟.口腔临床实用技术[M].北京:中国纺织出版社,2019.

[11] 李洁.口腔疾病临床策略与技巧[M].北京:科学技术文献出版社,2018.

[12] 吕霞.现代口腔科学[M].昆明:云南科技出版社,2019.

[13] 冯萍.口腔科诊疗常规[M].长春:吉林科学技术出版社,2019.

[14] 李晔.口腔科实用诊疗技术[M].北京:科学技术文献出版社,2018.

[15] 张勇哲.现代口腔医学[M].长春:吉林科学技术出版社,2019.

[16] 杨富山.口腔医学[M].长春:吉林科学技术出版社,2018.

[17] 徐国权.口腔临床技术与临床实践[M].长春:吉林科学技术出版社,2019.

[18] 樊明文.口腔诊断学[M].北京:人民卫生出版社,2018.

[19] 曾妍,郑军,徐江.口腔基础与临床研究[M].昆明:云南科技出版社,2018.

[20] 李萍.口腔医学理论与实践[M].天津:天津科学技术出版社,2018.

[21] 陈彩云.口腔科疾病预防与诊断治疗[M].长春:吉林科学技术出版社,2019.

[22] 董传利,武传君,张庆正.口腔医学与应用技术[M].天津:天津科学技术出版社,2018.

[23] 温伟生.口腔科临床路径[M].北京:人民军医出版社,2018.

[24] 李俊玲.口腔医学基础与临床[M].福州:福建科学技术出版社,2019.

[25] 路国.实用临床口腔医学[M].天津:天津科学技术出版社,2018.

[26] 张扬.口腔疾病的诊断与治疗[M].北京:科学技术文献出版社,2018.

[27] 张营.新编临床口腔医学[M].长春:吉林科学技术出版社,2018.

[28] 孙亚平,董正谋.实用口腔医学指南[M].长春:吉林科学技术出版社,2018.

[29] 王松灵,程斌.口腔医学[M].北京:北京大学医学出版社,2019.

[30] 李涛.临床口腔疾病与预防[M].北京:科学技术文献出版社,2018.

[31] 陈宜辉.实用临床口腔诊疗精要[M].哈尔滨:黑龙江科学技术出版社,2018.

[32] 秦艳.口腔科疾病诊治[M].上海:上海交通大学出版社,2019.

[33] 韩姝.精编口腔医学临床实践[M].长春:吉林科学技术出版社,2018

[34] 王颖.新编口腔疾病诊疗学[M].长春:吉林科学技术出版社,2018.

[35] 耿春芳.实用口腔科疾病治疗进展[M].长春:吉林科学技术出版社,2019.

[36] 张婧.牙体牙髓病患者治疗中激光的应用研究[J].中国现代药物应用,
2019,13(19):54-55.

[37] 刘辉,陈燕,唐春梅,等.影响慢性牙周炎的危险因素分析[J].中国医药导
报,2019,16(6):105-108.

[38] 郭馨蔚,赵洪岩,杨瑶瑶,等.牙周炎菌群失调研究进展[J].口腔疾病防治,
2019,27(11):739-744.

[39] 曾晓娟,高学军.共同危险因素策略下的口腔疾病防控[J].中华口腔医学杂
志,2019,54(11):721-726.

[40] 汪俊.乳牙牙髓病及根尖周病的治疗[J].中华口腔医学杂志,2019,54(5):
356-359.